T. 2322.
B.

TABLEAU

DES VARIÉTÉS

DE LA VIE HUMAINE.

Si inventa fuerit ciborum menfura & laborum ad unam quamque naturam, ità ut exceffus neque fuprà neque infrà modum fiat, inventa erit exacta hominibus fanitas.

HIPPO. de Diætâ. Lib. 1.

TABLEAU

DES VARIÉTÉS

DE LA VIE HUMAINE,

Avec les Avantages & les Désavantages de chaque Constitution ; & des Avis très - importans aux Peres & aux Meres sur la Santé de leurs Enfans, de l'un & de l'autre Sexe, sur - tout à l'âge de Puberté ;

OU

L'on fait voir, qu'à cette époque, la plupart des Maladies ne doivent pas être considérées comme telles, mais bien comme des efforts salutaires de la Nature, pour le Développement des Organes ; & que les Maladies graves doivent être traitées avec plus de ménagement & de circonspection, qu'à tout autre âge.

PAR M. G. DAIGNAN,

Docteur en Médecine de l'Université de Montpellier, Médecin Ordinaire du Roi, Consultant des Camps, des Armées & des Hôpitaux de Sa Majesté ; ci-devant Premier Médecin des Armées de Bretagne & de Geneve.

PREMIERE PARTIE.

A PARIS,

Chez l'Auteur, rue Bergere, n°. 17.

M. DCC. LXXXVI.

Avec Approbation & Privilége du Roi.

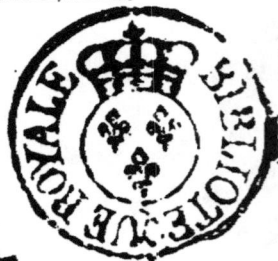

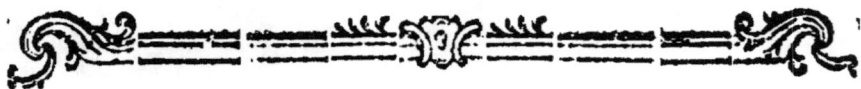

PRÉFACE.

EN ſuivant l'homme dans les différentes époques de ſa vie , pour en
connoître les variétés & s'en former
une juſte idée , il m'a paru néceſſaire
de fixer un moment , où l'on peut
juger de ce qu'il a été & de ce qu'il
ſera. Ce moment eſt celui de la puberté , c'eſt - à - dire , celui où il eſt
parvenu à ſon parfait développement
& à - peu - près à ſon entier accroiſſement. C'eſt ce moment qui offre le
plus de phénomenes dans les mouvemens de la nature ; c'eſt auſſi celui
auquel je me ſuis arrêté , pour en apprécier les réſultats.

Le grand nombre de jeunes gens que j'ai eu à examiner & à traiter, à l'âge de puberté, m'a fourni l'occasion de faire beaucoup de réflexions sur ce qui se passe alors dans l'économie animale. Les conséquences, que j'ai tirées de ces réflexions, m'ont paru d'autant plus justes, que j'ai eu la facilité de les méditer pendant long - tems, de les comparer & de les appliquer à une multitude de sujets de tous les états, de toutes les conditions, de tous les pays, & par conséquent de tous les climats & de toutes les constitutions.

La plus importante de ces réflexions, & celle qui m'a frappé le plus, c'est d'avoir remarqué, dans les campagnes comme dans les villes, combien il y a peu de jeunes gens,

qui, à cette époque, foient forts &
vigoureux, comme ils devroient
l'être. Sur cent raffemblés au hafard,
à peine en trouveroit - on quatre ou
cinq qui aient une bonne conftitution, l'énergie, la force & les proportions, qui promettent un homme
fort, robufte & bien fait, ayant toutes les qualités du corps, qui doivent
le rendre propre aux différentes fonctions qu'il eft deftiné à remplir dans
la fociété.

Frappé de cette réflexion jufqu'à
l'étonnement, je me fuis occupé à
chercher la caufe de ce malheur ;
car c'en eft un très - grand, de voir
le plus grand nombre de citoyens
délicats, foibles & chétifs, lors même
qu'ils n'ont point de vices de conformation, ni des infirmités appa-

rentes. Tel eſt l'état du gros de la population par - tout, ſur - tout dans les grandes villes.

Les cauſes de cette dégénéreſcence, ou de cet appauvriſſement de l'eſpece humaine, ſont trop multipliées & trop ſenſibles, pour avoir été bien difficiles à trouver. Elles ſe ſont préſentées en foule, dans l'inſtant même où mon imagination s'y eſt arrêtée. Comme il ſeroit auſſi ennuyeux qu'inutile de les parcourir toutes, je vais en indiquer les principales ſources; & je crois que, ſans me faire illuſion, je ſuis fondé à me perſuader qu'elles naiſſent :

1°. Des mariages prématurés, trop tardifs, ou mal aſſortis ; 2°. de la miſere des peuples ; 3°. de la corruption des mœurs & du venin infâme,

qui eſt particulier à l'eſpece humaine
& qui la dégrade ; 4°. de la mauvaiſe
éducation phyſique & morale des
enfans ; 5°. des maladies qui en réſultent, & de celles qui ſont particulieres à l'enfance ; 6°. enfin , de la
fauſſe application des préceptes & des
ſecours de la médecine.

C'eſt à cette derniere ſource que
je m'arrête , non - ſeulement parce
qu'elle eſt une des plus pernicieuſes,
mais parce je crois qu'on s'en eſt peu
occupé juſqu'ici, ſuppoſé qu'on l'ait
ſoupçonnée. Je ne connois du moins
perſonne , qui ait traité ce ſujet de
maniere à pouvoir y puiſer quelque
regle de conduite , tandis que des
auteurs de différens genres ont examiné les autres avec plus ou moins
de détail.

Je me fuis déja expliqué moi-même
fur les fuites des mariages mal affor-
tis, de la mifere & du libertinage
dans un autre petit ouvrage. M. Raulin, M. Vandermonde, M. le Camus,
J. J. Rouffeau, M. Helvétius, Locke,
Montaigne, Quintilien, & beaucoup
d'autres, fe font particuliérement occupés de l'éducation phyfique des enfans, chacun dans fon genre. Les
meilleurs médecins ont tous traité,
plus ou moins méthodiquement, les
maladies de l'enfance ; mais aucun,
que je fache, ne s'eft encore occupé
en particulier de celles de la puberté,
qui font bien plus importantes,
puifque c'eft ce moment qui décide
des qualités phyfiques & morales de
l'homme, pour le refte de la vie.

Je ne me propofe pas de faire un

traité , quoique le fujet en foit fufceptible , & qu'il offre un champ
auffi beau que vafte. Mon intention
eft de préfenter aux peres, aux meres
& à tous ceux qui font chargés du
foin de la fanté des jeunes gens de
l'un & de l'autre fexe , le précis des
réflexions , des remarques & des obfervations , que j'ai recueillies d'une
pratique longue & fort étendue. C'eft
moins le fruit de mes méditations,
que le réfumé de beaucoup d'idées
fouvent rebattues, prefque habituellement comparées , à l'occafion des
contraftes & des différences plus ou
moins fenfibles, que j'ai eu à remarquer par mon affiduité dans les hôpitaux ; à pefer dans mes voyages,
& à concilier dans les avis , que j'ai
eu occafion de donner , en différens

pays, à des jeunes gens de tous les
ordres, de tous les rangs, & dans
toutes les différentes circonftances où
le fort les avoit placés. C'eft, en un
mot, le réfultat d'une attention toute
particuliere, à examiner, par-tout, ce
qui fe paffe dans l'économie animale,
dans un moment critique, où la nature eft occupée à fon ouvrage le plus
important.

La puberté eft en effet un moment
critique, où la nature eft dans un
état violent, qui doit opérer une révolution étonnante. Cette révolution,
ne pouvant fe faire que par un grand
effort, exige néceffairement le concours de toutes les parties, un redoublement d'action, un travail & une
marche abfolument différente de
toute autre circonftance.

Perfuadé de cette vérité, c'eft la nature, elle feule, que j'ai écouté, en examinant bien fcrupuleufement fes mouvemens, fes penchans, fes efforts, jufques dans fes écarts; & j'ai remarqué qu'ils étoient fouvent fort équivoques, &, par-là, bien capables d'induire en erreur même les médecins les plus attentifs & les plus vigilans. Il ne faut donc pas fe preffer de l'exciter, ni de la réprimer. Ses fougues, fes impétuofités, fes écarts, ne font pas toujours la fuite du défordre ou de l'altération de fes fonctions, non plus que fon abattement & fon inaction. Il ne faut pas même croire que l'appareil le plus impofant des fymptômes de quelque dérangement particulier, annonce toujours une maladie qu'il faille traiter. Il y a des maux

néceſſaires , puiſqu'ils doivent produire un grand bien. Il y en a d'autres qui ne peuvent être qu'au détri-
ment de la machine ; mais il y en a
peu qui exigent de grands ſecours de
l'art, lorſqu'on ménage les reſſources
de la nature. En eut-elle jamais plus
qu'à l'âge de puberté ? Tout y eſt alors
vif , ſenſible , actif , ſouple & facile
à émouvoir ; toutes les humeurs ſont
en efferveſcence : les vaiſſeaux de tout
genre , mus , excités , chatouillés ,
agacés , par des frottemens redoublés
& par la rapidité du mouvement des
liquides, ſe contractent , ſe criſpent,
ſe roidiſſent , & produiſent des effets
quelquefois extraordinaires , dont on
redoute ſouvent mal - à - propos les
ſuites. Ce ſont des efforts puiſſans &
ſalutaires ; c'eſt un travail dans lequel

toutes les parties se réunissent pour opérer une crise à laquelle toutes les facultés doivent concourir. C'est une véritable fermentation qui doit produire un nouvel être. Oui, la nature, occupée à son chef - d'œuvre, est comme la mere dans l'enfantement. Elle a des angoisses, des agitations, des douleurs qu'il faut animer, lorsqu'elles sont lentes ou fausses, comme il faut les modérer, lorsqu'elles sont trop précipitées, ou qu'elles vont trop loin.

Si ces efforts redoublés sont suivis de quelque inconvénient, de quelque accident, de quelque écart, ou s'ils sont traversés par quelque maladie réelle, dépendante de quelque autre cause, on ne sauroit user de trop de ménagement & de circonspection,

pour y remédier. Dans un moment
aussi critique, dans une conjoncture
aussi délicate, qu'on ne se le dissi-
mule pas, les grands moyens sont rarement nécessaires ; les secours actifs,
trop multipliés & déplacés, sont toujours de la plus grande conséquence.
Ils ont souvent des suites fâcheuses,
& quelquefois funestes. Ils ne peuvent que contrarier la nature, l'affoiblir, la dérouter ; & une fois détour-
née de son ouvrage, elle ne le fait
plus qu'imparfaitement. C'est ce que
je vais tâcher de faire sentir, en ras-
semblant des faits plus propres à
convaincre, que tous les raisonne-
mens.

Après avoir jeté un coup - d'œil
rapide sur le développement successif
de l'enfant, quant au physique &

quant

quant au moral, depuis la naissance jusqu'à la puberté, j'examinerai donc : 1°. Ce qui se passe dans l'économie animale à l'âge de puberté en général ; 2°. ce qui se passe dans l'un & dans l'autre sexe en particulier ; 3°. ce qui en résulte dans chaque tempérament pour le physique & pour le moral ; 4°. ce qu'on doit en espérer ou en craindre pour le reste de la vie.

Chaque article sera étayé d'observations, qui, en retraçant ma conduite, feront connoître mes propres fautes, & celles que j'ai fait en suivant celles des autres ; les maux que j'ai tâché d'éviter dans la suite, & le bien que j'ai voulu faire, en indiquant le chemin que je me suis frayé, après bien de peines & bien de foins , pour éviter des écueils qu'on rencontre prefque à chaque inftant.

C'eft de ces obfervations que je déduirai les maximes , qui peuvent fuggérer aux peres & aux meres les précautions & les moyens qu'ils doivent employer , vers l'âge de puberté , pour affurer à leurs enfans une bonne conftitution, une ame ferme, un efprit élevé , un caractere doux & humain, des mœurs honnêtes, & des paffions nobles & louables.

Ces obfervations indiqueront également aux gens de l'art l'attention particuliere que ce moment exige de leur part, en leur faifant voir que la plupart des maladies de cet âge n'en ont que l'apparence , & que celles qui font réelles doivent être traitées avec plus de ménagement & de circonspection, crainte de porter quelque atteinte à la nature, qui, dans tous les cas & dans tous les tems, est le plus sûr & le plus puissant de tous les remedes.

Pour donner à ces observations plus de solidité, & pour les rendre plus justes, plus précises, moins monotones & moins fastidieuses, je les ai présentées tantôt sous la forme d'une simple réflexion, tantôt sous la forme d'une courte remarque, relative aux faits que j'ai rapportés. Je les ai aussi étayées, selon les circonstances, du témoignage des auteurs les plus accrédités, qui ont paru frappés des vérités que j'expose, sans s'y être arrêtés, & sans les avoir discutées.

Le peu de fecours que j'ai trouvé, tant dans les anciens que dans les modernes, fur la matiere que je traite, doit la faire regarder prefque comme neuve. Mon intention n'ayant pas été de la traiter à fond, j'ai cru que, pour y répandre plus de jour, & pour fuppléer, en quelque façon, à ce que j'aurois pu y ajouter encore, je devois me borner aux faits les plus avoués & les plus frappans.

Pour rendre ces faits encore plus faillans, & les mettre à la portée de tout le monde, j'ai raffemblé tous les réfultats de mes obfervations fous un feul point de vue, & j'en ai formé un tableau comparatif, avec ce qu'on a remarqué, jufqu'ici, fur les événemens ordinaires de la vie, dans fes différentes époques, dans les différens états & dans les différentes conditions, qui diftinguent les hommes dans la fociété.

En raffemblant de même les réfultats des recherches des favans fur la durée des êtres, tant animés qu'i-nanimés, & en fuivant enfuite les réflexions qui fe préfentent, naturellement, fur les événemens inféparables de la vie humaine, j'ai formé différens autres tableaux de comparaifon, qui font voir, d'un coup-d'œil, la différence qu''il y a dans la durée de la vie des hommes de différens pays, états & conditions, comparés les uns aux autres. Ces tableaux, en donnant la preuve la plus évidente de la foibleffe & de la fragilité de l'efpece humaine, font voir, en même tems & avec la même évidence , que , quoique la vie de l'homme foit, comme le dit M. de Buffon, la plus incertaine & la plus variable, elle eft néanmoins, en général par - tout, d'une plus longue durée que la vie de prefque tous les animaux. Pour mettre cette double preuve fous les yeux de tout le monde, j'ai emprunté les tables des probabilités de la durée de la vie, que cet illuftre philofophe a formées, d'après M. Dupré de Saint-Maur , M. de Parcieux , & d'autres favans ; & j'en ai conclu , d'après toutes les recherches que j'ai faites moi - même fur ce fujet, que, s'il n'eft pas poffible de prolonger la vie des hommes , il feroit au moins, j'ofe le dire, facile de la rendre moins précaire & moins malheureufe , en rendant leur fanté

plus ferme & plus ftable par les changemens, qu'il feroit encore plus facile de faire dans leur éducation phyfique & morale, & fur - tout dans
l'application des fecours de l'art de
guérir, qui ne peuvent être falutaires,
que lorfqu'ils font indiqués par la
nature même.

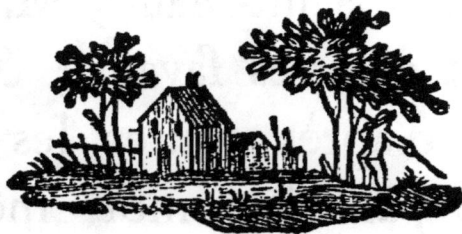

TABLEAU

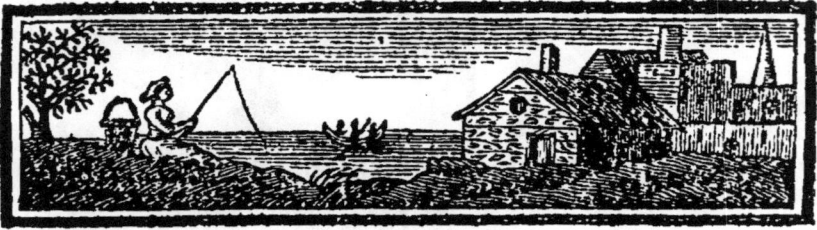

TABLEAU
DES VARIÉTÉS
DE LA VIE HUMAINE.

Du Développement successif de l'Enfant, quant au Physique & quant au Moral, & des principaux soins qu'il exige pour sa santé, depuis la naissance jusqu'à la puberté.

LE jour de la naissance est le jour le plus malheureux de la vie de l'homme (1). Dès l'instant même qu'il paroît au jour, il est ex=

---

(1) Il est prouvé, par des observations suivies & par des calculs exacts, qu'il meurt plus d'individus de l'espece humaine, le jour de la naissance, que dans tout autre jour de la vie.

Voyez les Tables de M. *Deparcieux*, celle de M. *Dupré de Saint-Maur*, & celles qui sont à la suite de cet ouvrage.

A

poſé à mille maux, qui le feroient périr infailliblement , s'il n'avoit pas des ſecours
étrangers. Tout annonce en lui la foibleſſe,
la fragilité & l'impuiſſance de faire la moindre choſe pour ſes beſoins. Ses facultés
ſont enchaînées, ſes organes ſont imparfaits,
ſes ſens ſont aſſoupis, ſes membres ſont engourdis, foibles & ſans conſiſtance ; toutes
ſes parties ſont ſans énergie, tendres, molles,
ſouples , très-poreuſes : mais il paroît que
ſes nerfs ſont très – vibratils & d'un ſentiment
très – exquis.

L'enfant , en ſortant du ſein de ſa mere ,
où il nageoit dans un liquide onctueux & d'une
douce chaleur, paſſe tout - à - coup dans un
air froid, qui le ſaiſit, le frappe & le preſſe
de toutes parts. La premiere impreſſion qu'il
ſent, eſt celle de la douleur, qu'il exprime par
ſes cris & par ſes gémiſſemens , qui ſont le
ſymbole de toutes les miſeres qu'il aura à ſouf-
frir, depuis la premiere inſpiration juſqu'au
dernier ſoupir. Triſte appanage de la condition humaine !

C'eſt avec raiſon qu'on attribue cette premiere impreſſion de la douleur à l'action de

l'air sur les parties extérieures , & à son introduction dans les poumons. Il s'y insinue avec rapidité ; & , en dilatant les fibres de ses vésicules , il les meut & les affecte désagréablement. C'est cette premiere impression de l'air qui établit le mouvement alternatif de la respiration , qui constitue & entretient la vie animale, par un méchanisme , que nous déduirons de l'état des parties mêmes , telles qu'elles s'offrent à nos sens , & telles que nous les concevons , d'après leur organisation , & d'après l'action réciproque qu'elles exercent les unes sur les autres , pour exécuter les différentes fonctions , qui sont autant de merveilles dignes de l'admiration de céux qui y réfléchissent le moins.

Du moment que l'air s'est introduit dans les poumons, & que la respiration s'est établie , il se fait une révolution étonnante dans toute l'économie animale. La circulation commence à se faire dans un nouvel ordre (1).

_____

(1) **Dans le fœtus , le sang passe du ventricule droit du cœur dans le ventricule gauche , par le trou ovale ; dès que l'enfant respire, le sang passe du ventricule droit**

Toutes les parties, jufqu'alors inactives, en-
gourdies, affaiffées, repliées fur elles-mêmes,
fe mettent en action; le mouvement devient
général en fe communiquant des unes aux
autres, & augmente fucceffivement, par l'impulfion qu'il reçoit de chacune d'elles, pour
s'étendre plus loin, ou pour réagir fur elles-
mêmes, en raifon des obftacles qu'il a à fur-
monter, ou de l'efpace qu'il a à parcourir,
afin de former le jeu méchanique d'où dépend
l'harmonie, qui doit régner entre elles, pour
leur parfait développement & leur confervation (1).

---

directement par les vaiffeaux du poumon, & le trou
ovale, devenu inutile, fe ferme peu-à-peu. Il fe conferve
néanmoins dans quelques fujets, fur-tout dans ceux qu'on
a accoutumés à retenir leur refpiration, tels que les plon-
geurs, &c.... Voyez à ce fujet l'expérience que M. de
Buffon a faite fur des chiens nouveau-nés, en les plon-
geant dans l'eau & dans le lait tièdes. Hiftoire naturelle
de l'homme, tome 2, page 448.

(1) On remarque que deux ou trois jours après la naiffance, tous les enfans ont une efpece de jauniffe qui fe
diffipe très-promptement, fans laiffer aucune trace à la
peau ; ce qui prouve que ce n'eft qu'un effet momentané
de l'action de l'air, qui produit d'abord une forte de ftagnation dans les vaiffeaux capillaires de la furface du corps.

On ne peut pas douter que ces effets ne dépendent de la premiere impreſſion de l'air. En agiſſant ſur les parties extérieures comme ſur les parties intérieures dans leſquelles il s'introduit, non-ſeulement par la reſpiration, mais encore par les pores de la ſurface, ce fluide eſt comme une ſorte d'aiguillon, qui affecte les fibres dans tous les points, les ſollicite, les anime, les chatouille, les irrite même à un certain degré, juſqu'à ce qu'elles ſe mettent en action pour opérer les fonctions auxquelles la nature les a deſtinées. Auſſi remarque−t−on que, peu de tems après que l'enfant eſt né, il éternue, il urine; & ſucceſſivement il vomit & il rend des excrémens, juſqu'à ce qu'il ſe ſoit débarraſſé de toutes les ordures, qui s'étoient ramaſſées, & qui avoient ſéjourné dans l'œſophage, dans le canal inteſtinal & dans tous les émonctoires, pendant le ſéjour qu'il a fait dans le ſein de ſa mere.

Il eſt aiſé de comprendre, par ce qui ſe paſſe chez les adultes, ce que l'éternûment doit produire chez ce tendre & petit individu. La grande inſpiration qui le précede & la forte fecouſſe qui le ſuit , ſont comme deux tours de force , dont la nature ſe ſert pour manifeſter ſon admirable induſtrie , ſon adreſſe , ſes reſſources , ſa puiſſance enfin , que notre intelligence peut à peine atteindre (1).

L'éternûment eſt l'effet de l'impreſſion de l'air , qui , en paſſant rapidement dans les narines , pour ſe précipiter dans la poitrine , chatouille , agace , irrite la membrane *pituitaire* , & l'oblige à ſe contracter pour le chaſſer (2). Cette contraction produit , dans

_____

(1) Il y a des hommes , qui , ayant une enclume ſur la poitrine , ſouffrent que l'on caſſe , ſur cette enclume , une barre de fer , à grands coups de marteau. .... Pour trouver la cauſe de cette force , on n'a qu'à ſe ſouvenir qu'une veſſie gonflée , & qui s'ouvre par un tuyau fort étroit , ſoutiendra un poids plus conſidérable , lorſqu'une force infiniment plus petite comprimera le tuyau. Les poumons doivent être regardés , dans ce cas , comme la veſſie gonflée d'air dont la *glotte* repréſente le tuyau. Une force très-petite , qui reſſerrera la *glotte* , retiendra l'air dans les poumons , & dès - lors la poitrine pourra ſoutenir des corps très - peſans. De - là vient que ceux qui ſubiſſent cette rude épreuve , ne parlent point durant tout le tems qu'ils ſont chargés de l'enclume. Phyſiologie de Senac , pages 58 & 59 , tome 2.

(2) A juger de l'odorat par la délicateſſe de la membrane

l'économie animale , le même effet que la
premiere vibration du mouvement du balan-

---

pituitaire, & par sa sensibilité , on pourroit croire que
c'est un des sens dont nous jouissons le plutôt. On ne sait
cependant pas précisément le tems où l'enfant commence
à sentir, moins encore à distinguer les odeurs, quoiqu'il
y ait à cet égard des phénomenes fort singuliers, dont
je ne citerai qu'un exemple.

J'ai vu, à Tournai en 1760, dans une famille de 8 à
10 enfans ; une petite fille de neuf mois, ou environ,
qui, depuis l'âge de trois, pleuroit toutes les fois qu'on
avoit mis sur elle, ou dans son berceau, quelque linge
qui avoit servi à d'autres, jusqu'à ce qu'on l'eût changé,
pour lui en donner qui ne servoient qu'à elle, ce qu'elle
distinguoit en les flairant, quoique blancs de lessive. . . .
M. Vandermonde tranche la question, en disant : « Que
» l'odorat est enséveli dans l'oubli, & ne donne aucune
» preuve de son utilité, & que les animaux même, qui
» se servent de leur nez, pour guide pendant toute leur
» vie, n'en font aucun usage en naissant. »

Il y a bien des faits qui déposent contre cette assertion.
Il n'est pas rare de voir des enfans d'un mois, que l'on
est obligé de changer de nourrice, s'appercevoir du changement : il y en a même qui ne s'y font pas ; & il paroît
que les jeunes animaux, sur-tout les chiens, distinguent
parfaitement bien, dans les premiers huit jours de leur
naissance, la mamelle de leur mere, par l'odorat. On remarque aussi dans les bergeries les plus nombreuses, que
les agneaux (qui ne passent pas pour les plus fins des
animaux) reconnoissent constamment chacun leur mere,
dans les premiers jours ; & il n'est point à présumer qu'ils
soient guidés par d'autre sens que par l'odorat.

cier dans une pendule. Elle met tous les mufcles en convulfion pour leur donner l'effor ;
& ce fait prouve que le principe de la vie
devient le principe de la douleur. Car , par
cet effet de l'air , qui irrite les nerfs de l'o-
dorat , la machine fe fouleve , & par fes efforts met en jeu toutes les parties.

Cette grande infpiration , qui précede l'é-
ternûment , devient néceffaire pour dilater
la poitrine en élevant les côtes , & donne
par-là à cette cavité toute l'étendue , dont
elle eft fufceptible , pour l'entier développement des poumons. Ce vifcere ayant reçu ,
par cette grande infpiration , une quantité
furabondante d'air , qui le tiendroit dans un
état violent , fe contracte , de concert avec le
diaphragme ; & tous les mufcles , qui rétréciffent & refferrent le ventre , & fur-tout la
poitrine , par l'abaiffement des côtes , le chaffent fubitement avec une forte d'explofion ,
fuivie d'une fecouffe & d'une commotion ,
qui porte l'ébranlement dans toutes les parties , & les oblige par-là de s'étendre & de
fe dilater à leur tour , pour donner à l'air
& aux liquides la faculté de les pénétrer.

Ces fecouffes, ces commotions, ces ébran-

lemens, ou, pour mieux dire, cette manœuvre de la nature, se répete plus ou moins fréquemment, plus ou moins fenfiblement, felon
l'état des forces, felon le degré d'énergie,
de foupleffe & de fenfibilité de chaque individu, & felon les obftacles qui s'offrent,
ou felon les befoins qui follicitent les efforts
de la nature, pour fe débarraffer de ce qui
peut nuire, ou pour feconder ce qui peut
favorifer la liberté de fes fonctions.

Ce qui fe paffe dans ces fecouffes, dans
ces commotions, en grand & d'une maniere
très-fenfible par les mouvemens alternatifs
de la dilatation extrême & de la contraction
fubite des poumons, dans l'éternûment, fe
paffe en petit & d'une maniere infenfible dans
les mouvemens de la refpiration uniforme,
calme & tranquille ; & la même action fe
répete avec plus de rapidité (1) dans le cœur

(1) On compte toujours plufieurs pulfations dans l'intervalle d'une infpiration à l'autre. J'en ai compté depuis
trois jufqu'à fept fur différens fujets ; &, pour fe tromper moins dans ce calcul, il faut faire cette expérience
pendant le fommeil, parce que les mouvemens de la circulation & de la refpiration font plus égaux. Je ne fais

& dans les arteres, qui agiffent fur le fang &
fur les humeurs, comme les poumons agiffent
fur l'air. Leur dilatation & leur contraction
font autant d'impulfions & de petites fecouffes
qui chaffent, qui preffent & qui pouffent les
liquides du centre à la circonférence, & le
ramenent de la circonférence au centre, portant par-tout le mouvement & la vie jufqu'aux
plus petites fibres ; & cette action réitérée
devient la puiffance qui détermine chaque
partie à exécuter fes fonctions particulieres.

Tel eft, en précis, le méchanifme de l'é-
conomie animale dans l'enfant qui vient de
naître. Ce jeu méchanique eft d'abord fi borné,
que l'enfant tient, pour ainfi dire, le milieu
entre les végétaux & les animaux. Ceux-ci
jouiffent, en naiffant, à quelque degré, de
toutes les facultés néceffaires pour pourvoir

cependant pas fi, dans le nouveau-né, les mouvemens du
cœur & des poumons ne font point à l'uniffon, ou à peu
près. Il ne m'a même pas encore été poffible de m'affurer
fi ces mouvemens font alternatifs les uns par rapport aux
autres. Les mouvemens du cœur font fi précipités, & ceux
de la refpiration font fi peu fenfibles dans les enfans, que
je n'ai pu raffembler aucune obfervation exacte à cet
égard.

à leurs befoins & à leur confervation. Dès
qu'ils ont refpiré, toutes leurs parties agiffent
avec plus ou moins de liberté, felon l'impreffion de l'inftinct qui doit les guider. Ils
fe meuvent, ils marchent, rampent ou fe traînent; ils paroiffent occupés du foin de pourvoir à leur fubfiftance, & ils diftinguent, au
moins quelques-uns, l'endroit où ils doivent
la trouver (1). L'enfant végete, crie, gémit &
dort, fans autre fenfation apparente que celle
de la douleur; c'eft la feule dont il donne des
marques évidentes pendant quarante jours. Ses
organes ne font qu'ébauchés; toutes fes parties font fi foibles & fi délicates, qu'elles n'ont,
pour ainfi dire, qu'une action générale & commune, fans aucun mouvement déterminé; &
fon ame, toute divine qu'elle eft, captive &
enchaînée fous cette groffiere enveloppe, eft
fans action, & n'exprime rien qui marque le
defir, ni la volonté.

_____

(1) Le poulet, né depuis trois jours, diftingue le cri
de fa mere, qui lui indique la nourriture qu'elle a pré-
parée; il choifit la parcelle qui lui convient. S'il s'é-
carte, il diftingue auffi le cri qui le rappelle, & s'il fent
du froid, il va fe tapir fous les ailes de fa mere.

Pendant cette époque, toute l'existence de l'enfant se borne aux seules fonctions animales, de recevoir la nourriture, de la digérer & d'en rendre le superflu, dans un sommeil presque continuel, qui n'est interrompu que par le besoin, toujours exprimé par les signes du mal-être & de la douleur.

Mais, lorsque cette nourriture est bien conditionnée, & accompagnée de soins convenables, l'enfant fait des progrès rapides, tout s'accroît en lui, tout s'anime, se rafermit & se déploie ; l'ame elle-même se développe à mesure que le corps se fortifie ; les sensations se multiplient, & le germe des passions ne tarde pas à éclore. Bientôt l'enfant donne des marques de satisfaction ou de peine, en agitant diversement ses petits membres avec une sorte de volupté, lorsqu'on les frotte doucement ; comme il les retire ou les écarte, lorsqu'on les frotte trop rudement, ou que par mégarde on le pique ou l'irrite. Il paroît distinguer les sons par la sorte d'attention qu'il donne à ceux qui sont harmonieux & qui le flattent (1) ; tandis qu'il semble s'effrayer,

_____

(1) Il est plus que probable que l'harmonie a par elle-

lorfqu'ils font tumultueux, difcords & défagréables. Il diftingue auffi la lumiere, il la
cherche, il la fuit, il la fixe; il femble réfléchir
lorfqu'il la voit, en exprimant par fon attitude
& la fixité de fes yeux brillans, comme par la
fituation agréable des traits encore peu carac-
térifés de fon vifage, l'étonnement dont il
eft frappé, & la fatisfaction intérieure qu'il
reffent. Bientôt après on s'apperçoit qu'il connoît, qu'il compare, qu'il réfléchit en effet,
& qu'il juge même à fa maniere. Il devient
attentif, lorfqu'on lui parle; il fourit ou il
pleure, felon qu'on l'affecte agréablement

---

même quelque influence ou quelque analogie avec les nerfs,
indépendamment du jugement & de l'impreffion que l'ame
en reçoit, puifque les animaux en font affectés... J'ai
vu à Lille, chez MM. l'Élu, un chien, qui fuyoit, en
hurlant, comme fi on l'avoit affommé, lorfque l'on jouoit
faux fur le violon. Ce chien alloit fe cacher dans le re-
coin le plus retiré de la maifon, ou dans le grenier,
hurlant toujours, d'une maniere qui marquoit une fouf-
france extrême, tant qu'on jouoit de fa forte; il revenoit gai & content careffer fon maître, lorfqu'il jouoit
d'accord un air mélodieux. Je ne citerai pas l'hiftoire de
la tarentule, quoique Baglivi l'ait rapportée fort au long
& fort férieufement; je la crois au moins fort exagérée,
fi tant eft qu'elle ne foit pas fabuleufe, ou apocryphe.

ou défagréablement. Il fixe les objets qu'on lui préfente, il diftingue fa nourrice & ne s'en détache qu'avec peine ; enfin, il craint & il efpere, il demande & cherche ce qui le flatte, & s'éloigne, autant qu'il le peut, de ce qui lui répugne ; & fans parler, il trouve le fecret de fe faire entendre, & d'exprimer fes paffions, par des traits & des fignes qui les caractérifent, & qui paroiffent fe borner d'abord à la joie & à la trifteffe, qui font en effet les deux fources principales de toutes les autres affections de l'ame.

Dès ce moment, l'ame & le corps paroif-fent marcher d'un pas égal. Plus l'enfant eft fort & vivace, plus il eft animé, agiffant, vif & pétulant, & plus il exprime fortement fes befoins, auxquels toutes fes idées, tous fes defirs & tous les actes de fa volonté paroif-fent fe rapporter.

L'accroiffement & le développement des organes des fens & des facultés, fe fait alors avec tant de rapidité, qu'il n'eft pas poffible d'en fixer les nuances. Il eft bien plus aifé de prévoir quel fera le caractere des paffions, que de déterminer quel fera le tempérament de l'enfant. Dans le bas-âge, presque tous les individus se ressemblent à cet égard (1), tandis qu'on remarque beaucoup de variété dans les affections morales ; les uns sont re- muans, vifs & pétulans ; les autres sont gais, actifs & animés ; ceux-ci sont sombres, mo- roses & inquiets ; ceux-là tristes, paisibles, tranquilles & fort indifférens, &c.

Les progrès, dans le développement de l'enfant, continuent à se faire avec rapidité ; tant que la distribution des sucs nourriciers se fait avec une aisance qui laisse toute liberté aux fonctions du corps & aux facultés de l'ame. Le premier écueil qui s'oppose & qui traverse les efforts puissans de la sage nature,

---

(1) Il y a lieu de croire, & j'ai en mon particulier de fortes raisons pour me persuader que les tempéramens, c'est-à-dire, les nuances qui distinguent les différentes constitutions dans les hommes, dépendent principalement de la bile ; car on remarque que la différence de tempé- rament dans les jeunes gens ne devient sensible, qu'à mesure que cette humeur, qui est très-imparfaite dans la première enfance, se perfectionne : cependant la plu- part des auteurs font dépendre cette différence de la vé- locité de la circulation ; mais cette vélocité ne dépend- elle pas elle-même du degré du ressort ou d'énergie que la bile imprime aux solides ?

eſt la dentition (1). C'eſt un événement fâcheux , qui porte ſouvent une atteinte irré-
parable ſur le phyſique & ſur le moral. Mais ,
lorſque l'enfant a le bonheur d'y échapper ,
ſans en être notablement affecté , il devient ,
de tous les êtres , le plus intéreſſant , par la
forme de ſon corps & la gentilleſſe de ſon
eſprit.

Chaque jour on voit éclore des graces nouvelles , qui annoncent la récompenſe des ſoins
qu'exige ſon éducation ; & qui à peine ſeroient
ſupportables , s'ils n'étoient ſoutenus par cette
flatteuſe eſpérance.

---

(1) Suivant les obſervations les plus exactes , la dentition , & les maladies qui en réſultent , lorſqu'elle ſe ter-
mine mal , ou qu'elle eſt ſuivie de convulſions , font périr un vingtieme des enfans. Les maladies vermineuſes ,
qui dépendent le plus ſouvent de l'altération , que la
dentition produit dans les humeurs , en font périr au
moins autant. On a remarqué que les liqueurs fermentées
s'oppoſoient à la génération des vers. Il ſeroit donc ſa-
lutaire de donner de tems en tems un peu de vin aux
enfans qui en ſont menacés ; quelquefois le préjugé porte
à redouter cette liqueur , dans le régime de la première
enfance : on ne doit en craindre que l'uſage trop fréquent , ou l'abus.

De

De la premiere à la feconde année, les progrès du corps femblent l'emporter fur ceux de l'efprit ; mais de la feconde à la troifieme, l'efprit fe remet de niveau avec le corps. La plupart des enfans de cet âge bien conftitués & bien dirigés, (nous ne parlons ici que de ceux-là,) annoncent les plus heureufes difpofitions, un grand difcernement, une curiofité réfléchie, une conception prompte, une mémoire facile & un goût décidé pour tout ce qui les intéreffe & qui les flatte. Ces difpofitions bien ménagées, non feulement fe foutiennent ; mais elles fe fortifient par des degrés fi fenfibles & fi rapides, qu'on a admiré des enfans de cinq ans, comme des prodiges (1), & pour l'efprit &

_____

(1) Les papiers publics firent mention , en 1759 , d'un enfant de *cinq ans*, fils de M. de Saint-Paul , alors chirurgien - major de l'hôpital - militaire d'Oftende ; cet enfant avoit étonné , & mérité les plus grands éloges de l'académie de Montpellier. Il m'étonna également deux ans après , à Verfailles, où je le vis, & lui fis différentes queftions fur divers fujets peu à la portée des enfans de cet âge.

On a cité dans le Journal de Médecine , depuis 1765 jufqu'à 1770 , (je ne me rappelle pas précifément l'an-

B

pour le corps. Ce n'eſt cependant pas ce qu'il faut cheicher dans un âge auſſi tendre. Ce font des efforts de la nature qui lui coûtent fouvent fort cher. Les fruits précoces arrivent rarement à une parfaite maturité. Il faut donc ſe donner bien de garde de preſſer la nature ; il faut même quelquefois la modérer, au lieu de la fuivre, & ſe borner à reconnoître dans les enfans, le germe des talens qu'il eſt poſſible de cultiver avec ſuccès, en les amuſant au lieu de les rebuter, en les captivant. Le grand art d'inſtruire l'enfance, eſt de parler aux ſens & non au jugement, & de ne fixer l'attention que ſur des choſes ſenſibles, ſans la captiver.

Depuis cinq ans juſqu'à ſept, les ſens des enfans acquierent toute leur perfection pour la force & la vivacité.

---

néc) un enfant, de Cahors, âgé de ſept à huit ans, qui levoit, d'une ſeule main, un poids de 25 livres, & qui étoit conformé, à quelques égards, comme un homme de 20 ans ; on avoit remarqué que cet enfant ne ſe plaiſoit qu'avec de grandes filles, quoiqu'on n'apperçût, du côté du jugement, aucune raiſon de cette préférence.

(1) A cet âge la vue eſt très-perçante,
l'ouïe très-fine, l'odorat très-délicat, le goût

---

(1) Les ſens n'en ſont pas pour cela moins infideles ;
tout le monde ſait, & chacun peut s'appercevoir, que
les ſens ſont trompeurs, tant qu'ils n'ont pas été rectifiés
ou modifiés par l'expérience. C'eſt-là, je crois, la raiſon par laquelle les enfans ne diſtinguent pas toujours les
objets d'auſſi loin que les adultes, & non pas, comme le
dit M. de Buffon, Hiſtoire naturelle, tome 3, page 331
« Parce qu'ils ont les yeux plus petits. » Car on remar
que, parmi les adultes, que ceux qui ont les yeux plus
petits, voient en général mieux & plus loin que ceux
qui ont de gros yeux; & j'ai moi-même obſervé, que les
enfans de 7 à 8 ans diſtinguoient, mieux & de plus loin
que les adultes, les objets que ces enfans connoiſſoient,
& que dans la comparaiſon ils ne ſe trouvoient en défaut,
que ſur les objets qu'ils ne connoiſſoient pas, ou qu'ils
connoiſſoient moins parfaitement que les adultes : d'ailleurs, comme l'objet viſuel ne ſe peint que ſur la pupille
ou ſur la rétine, & que la pupille des enfans eſt ordinairement plus large, à proportion du reſte de l'œil, que
la pupille des adultes, cela doit compenſer, comme le
dit lui-même, M. de Buffon, l'effet que produit la peti-
teſſe de leurs yeux.

L'infidélité des ſens vient donc de l'inexpérience ; &
les adultes ſont, à cet égard, comme des enfans ; c'eſt-à-
dire, qu'ils ne jugent pas mieux qu'eux par la vue, de
ce qu'ils ne connoiſſent pas, juſqu'à ce qu'ils s'en ſoient
aſſurés par le tact, qui eſt le guide des autres ſens, puiſque ſans lui rien ne fixe leur incertitude.

très-exquis & le toucher très-fenfible. Auffi
eft-ce l'âge des fantaifies, des defirs, & je
pourrois ajouter, des caprices, lorfqu'ils ne
font pas bien dirigés (1). Leurs fens affectés fans ceffe par de nouveaux objets qu'ils
atteignent de fort loin, remuent leur curiofité, & excitent leurs appétits. Dès-lors,
leur imagination fe tourmente, & le jugement
fe forme, par le rapport des fenfations qu'ils
comparent, qu'ils pefent & réfléchiffent,
felon l'appât qu'elles leur préfentent, ou la
répugnance qu'elles leur infpirent. De-là,
naît la connoiffance des chofes agréables ou
défagréables, des chofes utiles ou nuifibles ;
(phyfiquement parlant) en un mot du bien

---

(1) Les fens font les miniftres de l'ame. Ils lui rendent compte de tout ce qui fe paffe au-dehors du corps.
Ils ont tous le même principe, & font fous la même dépendance des nerfs, qui font le vrai organe, ou les vrais
inftrumens de nos fenfations. C'eft leur différente texture,
leur arrangement divers, leur degré d'extenfion plus ou
moins grande, qui en forment la difparité. Ces modifications fe combinent de cinq façons différentes, & conftituent nos cinq fens, qui font plus ou moins parfaits,
felon la délicateffe des nerfs de chaque individu, & felon
leur degré de perfeftion.

& du mal. Leur curiofité également follicitée
fans cesse par de nouveaux objets, ou par
les mêmes objets, fous des formes différentes, les captive & les rend très-avides
d'étendre la fphere de leurs connoiffances;
& d'effayer leurs goûts & leurs fenfations.
Auffi s'arrêtent-ils à tout ce qui les frappe,
& bientôt ils ne font occupés qu'à rapprocher
& à comparer les objets dont ils ne voient
pas les rapports. C'eft une étude, ou plutôt
une expérience à laquelle la nature les porte,
comme pour leur faire comprendre que c'eft
le moyen de s'affurer de la vérité ; heureux,
s'ils écoutoient toujours un maître auffi fage !
mais la légéreté, compagne inféparable de
cet âge, les diftrait fouvent de fes leçons,
en les faifant voltiger d'objet en objet, felon
le degré de leur vivacité. Livrés à eux-
mêmes, ils contractent alors des habitudes
qui décident de leur caractere ; fur-tout fi
ces habitudes font fortifiées par les préjugés
vulgaires, dont les enfans ne peuvent guere
fe garantir, étant toujours entourés de gens
qui n'en connoiffent pas, ou qui n'en fen-

tent pas les conféquences : auffi voit-on que les enfans prennent la tournure, les goûts & les allures de ceux qu'ils fréquentent habituellement. Ces premieres habitudes, bien loin de s'affoiblir avec l'âge, ne font que s'accroître de plus en plus; de-là vient que les uns font volontaires, emportés, coleres, opiniâtres, impatiens; d'autres, doux & tranquilles, fouples & obéiffans, &c. Le meilleur moyen de les corriger, c'eft de leur faire fréquenter des fociétés différentes, & qui aient le ton qu'on defire qu'ils prennent.

Les préceptes font des moyens ftériles, tant que l'exemple ne parle pas. Adreffez-vous aux fens & non à la raifon : elle n'a pas encore affez de confiftance, ni de folidité, pour être fixée par des paroles. C'eft entre huit & dix ans, que le caractere commence à fe décider. Le corps, ayant pris de la force & de l'énergie, donne aux organes une activité étonnante, que le moral, toujours dominé par ce qui frappe le plus, n'eft pas en état de vaincre. Souvent même il contribue à les animer de plus en plus par les fortes impreffions qu'il reçoit lui-même des objets étrangers, qui, à mesure que les enfans avancent en âge & en force, leur préfentent des qualités & des nuances qu'ils n'y avoient pas ençore diftinguées ; parce que leurs fens étoient encore trop bornés.

Les facultés de l'ame & du corps venant à s'étendre, prefque fubitement par la rapidité du développement qui fe fait dans l'un & dans l'autre, en raifon du tempérament qui commence à fe former, ils deviennent filencieux, & fe communiquent moins au dehors ; parce que dans l'embarras où ils font de concilier tout ce qui s'offre à leur imagination, par l'abondance des idées, ils trouvent de quoi s'occuper au dedans d'eux-mêmes. Ils deviennent réfervés, diftraits, foucieux, felon l'importance des objets & des idées qui les affectent, & felon la conféquence qu'ils craignent que les autres en tirent, s'ils fe hafardent de les communiquer.

C'eft fur-tout dans les filles que cette morofité ou cette concentration devient fenfible. Averties par la nature, autant que par l'éducation de la réferve & de la décence

que leur fexe exige, rien ne peut leur ar-
racher l'aveu des idées & des fenfations qui
les captivent d'abord , & qui bientôt après
les agitent & les tourmentent, fans favoir
pourquoi.

Les réflexions à ce fujet font encore bien
plus hâtives & plus profondes dans les filles
que dans les garçons : mais ils fe réuniffent
les uns & les autres dans un point commun,
qui eft de tenir toujours tous leurs organes
& tous leurs fens en arrêt & comme en
fentinelle, pour découvrir quelque chofe qui
les conduife à s'inftruire de ce qu'ils ignorent,
& que la nature les preffe de favoir. Auffi
font-ils d'une curiofité extrême, qu'ils ne
montrent pas comme auparavant, qu'ils
diffimulent au contraire , qu'ils déguifent
même quelquefois, avec beaucoup d'adreffe.
Après avoir bien réfléchi & bien délibéré,
une forte d'analogie les entraîne vers ceux
de leurs femblables qui leur paroiffent plus
formés, ou qui font un peu plus avancés
en âge. De-là, ces liaifons de la jeuneffe ,
ces intimités trop étroites, ces amitiés trop
ardentes, ce defir de fe voir, cet empref-

fement à fe rechercher , ce foin pour fe réunir , cette attention & ces précautions pour s'entretenir en particulier ; enfin , ce ton de myftere qu'on remarque dans toute leur conduite , pour pénétrer un autre myftere , qu'il feroit peut-être auffi prudent de ne pas leur laiffer ignorer entiérement, qu'il feroit téméraire de dévoiler fans de grandes précautions.

C'eft entre dix & douze ans qu'on remarque ce travail & ces agitations de l'ame. Sans ceffe follicitée par de nouveaux mouvemens, qu'excite à chaque inftant le développement fucceffif des organes intérieurs, elle fe concentre dans de nouvelles réflexions, qui font à leur tour fur le corps une nouvelle impreffion toujours plus vive , qui follicite, anime & irrite les fens extérieurs. Ceux-ci préfentent à l'idée des fantômes, & à force de groffir les objets qu'ils parcourent & qu'ils peignent fous toutes les formes , ils tourmentent l'ame de mille & mille manieres , jufqu'à ce qu'enfin l'imagination échauffée , & par ce qui fe paffe dans l'intérieur, & par ce qui frappe au dehors, perce peu-à-peu le voile qui cachoit cette faculté merveilleuse ; d'où résulte une fonction plus merveilleuse encore, qui souvent devient un goufre de malheurs, tandis qu'elle devroit être la source de nos délices & de notre félicité.

Il n'est rien de si important, que d'observer les jeunes gens de plus près, lorsqu'on s'apperçoit qu'ils ont l'esprit préoccupé, à mesure qu'on voit leurs organes se développer, & leurs membres se fortifier. C'est le moment de les distraire par des objets qui occupent en même tems le corps & l'esprit. Sans cette précaution, le moral l'emporte bientôt sur le physique ; les impressions de l'un étant le résultat des affections de l'autre, il doit s'en suivre un état violent qui porte nécessairement toujours quelque atteinte aux fonctions qu'il est si important d'entretenir alors dans la plus parfaite harmonie. L'ame absorbée par des idées vagues & toujours exagérées, se livre aisément à des desirs, qui étant sans objet, la concentrent, la fixent & la repaissent de chimeres que l'imagination enfante. C'est un feu qui couve sous

la cendre, qui mine & confume tout peu-à-
peu, qui fait enfin une violente explofion,
& produit un incendie qu'il n'eft plus poffible d'arrêter.

Le moyen le plus fûr & peut-être l'unique
de prévenir ces effets malheureux, c'eft de
varier les occupations & les exercices. Ils
font néceffaires dans tous les tems de la
vie, pour acquérir, foutenir & augmenter
les forces, mais fur-tout à cet âge, où
toutes les parties abondamment pourvues de
fucs nourriciers, s'étendent facilement. Le
corps fouple & actif, l'efprit vif & péné-
trant, fe prêtent à tout, lorfqu'ils font convenablement exercés ; mais dans l'inaction,
l'un refte fans vigueur, & l'autre fans énergie. Les fibres trop abreuvées, flafques,
molles, fans fermeté & fans confiftance,
laiffent croupir les humeurs, faute d'une
impulfion fuffifante pour accélérer leur mouvement qui peut feul les divifer, les atté-
nuer en favorifant les fécrétions & les excrétions, dont la régularité dépend toujours
du plus ou moins de fluidité. C'eft par une
jufte proportion de mouvement & de tra-

vail qu'on parvient à donner au corps & à l'esprit le degré de force dont ils sont susceptibles dans chaque individu. La nature nous y porte ; tout favorise l'action dans les premieres années de la vie ; la seule précaution qu'on ait à prendre , c'est d'éviter les excès. Le trop énerve, le trop peu fait languir. Pour écarter ce double écueil, nous allons examiner en peu de mots l'application qu'on peut & qu'on doit en faire dans les différentes époques de l'enfance & de l'adolescence , sur lesquelles nous venons de jetter un coup d'œil.

Le mouvement est le signe, le principe & le soutien de tous les êtres qui vivent & qui respirent. Dès qu'il cesse, la vie n'existe plus. Trop peu de mouvement les altere , & trop de mouvement les détruit. Il n'en faut donc à chacun qu'un degré proportionné , pour le porter à son état de perfection & l'y entretenir ; & cette proportion ne doit pas se mesurer sur ses forces seulement, mais bien sur la mobilité de ses parties , sur sa constitution & sur son organisation. Empêchez de remuer un animal leste , vif & léger ,

comme le finge & l'écureuil , il périra bientôt. Harcelez un animal lourd , pefant &
tranquille , tel que le bœuf , pour le faire
courir comme un cerf , quoiqu'il foit plus
fort , vous n'y réuffirez pas , & cet animal
fuccombera bientôt (1). Tous les avantages
du mouvement viennent donc de la jufte proportion & de la modération. Les excès oppofés en font également nuifibles. Les animaux, plus fagement conduits par leur inf-
tinét , que l'homme par la raifon , devroient
nous fervir d'exemple , à cet égard ; mais
nous n'y réfléchiffons guere que lorfque nous
fommes inftruits par l'expérience. On a beau
nous donner des préceptes , ils ne font pas
la même impreffion fur nous ; cependant
comme la nature eft par-tout la même , elle

---

(1) M. Morand , fecrétaire de l'académie de chirur-
gie , a configné , dans fes ouvrages , l'obfervation de trois
garçons bouchers des Invalides , qui avoient tué un bœuf
furmené : deux de ces garçons moururent prefque fubitement , & on eut toutes les peines du monde de fauver
le troifieme , qui fut très-long tems malade , & qui ne fe
rétablit jamais parfaitement. Ces garçons moururent d'un
charbon qui leur furvint en dépeçant ce bœuf. Voilà une
preuve bien frappante des funeftes effets de l'excès du
mouvement.

nous conduit également bien , tant que nous
n'agiſſons que d'après elle. Son penchant eſt
le mobile de l'inſtinct ; c'eſt ce qu'il eſt aiſé
de remarquer dans les enfans & dans les jeunes animaux. Conſidérez les uns & les autres
dans un état de liberté , vous les verrez agir
chacun à ſa maniere , chacun ſelon ſes forces , ſon organiſation & ſon inſtinct ; mais
tous également empreſſés à ſe livrer aux différens mouvemens dont ils ſont ſuſceptibles.
Voyez le poulain , le veau , l'agneau , le che-
vreau , l'ânon , &c. , s'ils ſont bien conſtitués
& bien portans , ils ſe conduiſent , chacun à
ſa maniere , dès les premiers jours de leur
naiſſance. Voyez une poule avec ſes petits
pouſſins , ou de petits canetons qu'elle aura
couvés : les pouſſins , expoſés à un beau ſo-
leil , s'exerceront à la courſe , ſe rouleront
dans la pouſſiere , agiteront leurs ailes , tandis que les canetons gagneront l'eau , où ils
s'exerceront de même à leur maniere , avec
une ſorte de volupté , qui fait voir que ces
mouvemens leur ſont néceſſaires.

Cela ſe remarque également dans les petits
enfans , de maniere même à diſtinguer leur

fexe. Voyez des petites filles & des petits garçons enfemble, livrés à eux-mêmes. Avertis
& inftruits par l'exemple de ce qui leur convient, ou de ce qui les environne, ils feront
choix des mouvemens, des jeux & des petites
occupations, qui leur font le plus analogues.
Les petits garçons courront, fauteront, fe
rouleront, s'agiteront & fe tourmenteront de
toutes les façons, tandis que les petites filles
les fuivront, en cela, de fort loin, par des
mouvemens plus mefurés, moins rapides &
moins violens. Celles – ci s'occuperont à de
petits arrangemens d'ordre, de propreté, de
fymmétrie, & même de vanité ; à ramaffer
des chiffons, à les tailler, à les coudre, &
à les ajufter de toutes les façons, pour les faire
fervir à l'ornement de leur poupée, qu'elles
faifiront de préférence, tandis que les petits
garçons fe difputeront le tambour, le fabre,
le cheval, la trompette, &c. C'eft la leçon
de la nature, qui indique à chacun la mefure
du mouvement qui lui convient, afin d'acquérir les forces qui lui font néceffaires, pour
remplir les différentes fonctions auxquelles il
eft deftiné.

L'exercice leur est donc également néceffaire aux uns & aux autres, dans le premier
tems de l'enfance, comme dans tous les autres
tems de la vie. Les enfans font fi remplis
d'humeurs, que s'ils n'étoient pas continuellement agités, non-feulement elles ne pourroient pas circuler, mais encore qu'elles ne
pourroient acquérir aucune des qualités qui
doivent les rendre propres aux diverfes fonctions de l'économie animale. Elles croupi-
roient, s'accumuleroient & s'altéreroient de
mille façons différentes, qui intéreffeeroient
néceffairement les folides, & par - là deviendroient la caufe d'une multitude de maux,
qu'il feroit d'autant plus difficile de vaincre,
que les fecours de l'art ne font guere appli-
cables à ces tendres créatures ; auffi la nature
femble-t-elle leur dicter, dans l'enfance, ce
que la raifon leur prefcrit par la fuite. Un enfant en liberté n'eft jamais en repos ; il s'a-
gite, il fe tracaffe, il fe traîne. Tout l'anime,
tout le frappe, & excite en lui des fenfations
qu'il exprime par tous les mouvemens dont il
eft capable, & par une agitation plus ou moins
vive, felon l'impreffion qu'il reçoit des objets
qui

qui l'affeſtent. Cette agitation, animant tout
à la fois la circulation, le mouvement des fibres, & le jeu méchanique des muſcles &
des organes, les humeurs s'élaborent & ſe
dépurent, tandis que les fibres s'étendent &
ſe fortifient, pour diſpoſer toutes les parties
à des mouvemens plus forts.

Auſſi voit-on les enfans varier leurs jeux,
à meſure qu'ils avancent en âge, & devenir
impatiens, ſe dépiter même lorſqu'on les gêne. La nature ne reſpire que la liberté. De-là
vient cette vivacité, qui ſied ſi bien aux enfans, & qu'on cherche, ſi mal à propos, à
réprimer. C'eſt de-là que dépendent ſouvent
tous les maux de l'enfance, que l'on attribue
plus ſouvent encore à des cauſes chimériques,
tandis qu'ils ne viennent que de la contrainte,
de la gêne, & du défaut de liberté.

Il ne faut, pour entretenir la ſanté des enfans, que trois choſes : les laiſſer libres, les
tenir propres, & leur faire reſpirer le grand
air, ſans rien craindre des injures du tems,
ſur-tout du froid, dont on les garantit avec
tant de ſoin, & ſi mal à propos ; les enfans y
ſont moins ſenſibles qu'on ne croit. Leur cir-

culation étant·très-rapide , leur chaleur intérieure eft à proportion plus grande que dans
les adultes ; & , quoique leur peau foit très-
délicate, la diftraction les empêche de fentir
le froid, lorfqu'ils s'amufent. Ils s'accoutument
facilement à être lavés à l'eau froide , & rien
ne leur eft plus falutaire , lorfqu'ils en ont
l'habitude (1).

Les enfans fédentaires qu'on tient enfermés trop chaudement , ou trop vêtus, font
ordinairement gros , pâles , bouffis , mous ,
triftes , ftupides & de mauvaife humeur.
Ceux qu'on ménage trop , font foibles , délicats & languiffans. Il y a une différence
extrême entre ceux qui font élevés dans les
villes , fur-tout dans les grandes , & ceux
de la campagne. Ceux-ci font gros , gras ,
frais & toujours gais ; parce que rien ne les
gêne , qu'ils font toujours en mouvement

---

(1) En adoptant cet ufage , par imitation , on a caufé
bien des maux , & peut-être bien des malheurs. Il faut
beaucoup de prudence pour conduire les enfans à cette
habitude par degrés , felon leurs forces , & felon leur
conftitution , fans quoi il eft impoffible qu'on n'en faffe
pas périr beaucoup.

& expofés au grand air. On dit que les enfans des negres commencent à fe foutenir
fur leurs jambes à deux mois, & lorfqu'ils
n'ofent pas marcher, ils fe traînent à quatre
pattes. C'eft ce qui les rend fi agiles, fi
légers & fi vigoureux. Les nôtres feroient
de même, fi on ne les intimidoit pas par
des précautions qui les rendent pufillanimes.

Ces précautions font d'autant plus mal
placées, que les chûtes des enfans, lorfqu'elles ne font pas violentes, font fans conféquence ; tout étant fouple en eux, les os
n'étant pas parfaitement formés, & leur
moral n'étant pas fufceptible de s'affeĉter ;
fi on ne les épouvante pas, il n'y a point
de fuites fâcheufes à craindre. Cela eft fi
vrai, que, lorfqu'ils tombent fans qu'on les
voie & fans qu'on s'en apperçoive, ils ne
pleurent pas, ou s'ils le font, ce n'eft que
légérement ; tandis qu'ils pouffent des cris
aigus lorfqu'on les plaint, ou qu'on paroît
s'en affeĉter.

On eft aujourd'hui affez généralement convaincu de toutes ces vérités. On ne voit
plus cet appareil de torture qui accompa-

gnoit les enfans depuis le berceau jufqu'à l'âge de puberté, ni ce goût pour la parure, qui, en ajoutant à la gêne & à la contrainte, faifoit de ces tendres créatures de petits martyrs de la vanité mal-entendue & des préjugés de leurs parens. Les gens fenfés ont enfin fenti la néceffité de laiffer à leurs enfans une grande liberté. La fimplicité des habits & la propreté ont heureufement remplacé ces amas de poudre, de pommade & cette ridicule frifure qui s'allioit fi mal avec l'étourderie, le peu de foin & les fréquens befoins qu'ont les enfans de foulager la nature. Mais cette liberté ne leur eft commune que dans la premiere enfance. A fix ou fept ans, fous prétexte de leur donner de l'éducation, on les met dans des colléges, dans des penfions, où on leur donne des maîtres, qui, en les captivant, leur en font perdre tout le fruit. Par-là ils énervent le corps, rapétiffent l'ame & rétréciffent l'efprit. Eft - il donc impoffible d'inftruire les enfans fans les rendre efclaves & prifonniers (1)? Faut-il donc qu'ils foient

─────────────

(1) Il n'y a rien de fi ridicule, & de fi pernicieux pour

enfermés sept à huit heures par jour, immobiles & entassés les uns sur les autres dans

---

la santé, que les premieres institutions de l'enfance parmi
nous. Captiver des enfans, pour leur faire apprendre les
principes d'une langue morte, c'est énerver le corps &
l'esprit en pure perte. Il n'y en a pas un qui sût passa-
blement cette langue, si le goût ne l'y ramenoit pas, lorsf-
que le jugement est formé. C'est commencer leur éducation par où on devroit la finir; c'est leur faire apprendre
la métaphysique; car enfin qu'est-ce qu'un *nom*, un *pro-
nom*, un *verbe*, un *adverbe*, &c., pour eux? Je suis persuadé qu'ils apprendroient bien plus aisément, & plus volontiers, la géométrie. Il vaudroit bien mieux leur apprendre d'abord l'histoire *naturelle locale*, la *géographie*, le
dessin, enfin ce qui affecte les sens, que ce qui est vuide de
sens.

Un auteur très-célebre de ce siecle dit que tous les principes, reçus dans la premiere jeunesse, sont contradic-
toires. Parmi le grand nombre d'exemples qu'il rapporte
de cette vérité, je ne citerai que le suivant.

« Lorsqu'une mere s'est chargée de l'éducation de sa
» fille, elle lui dit le matin, en mettant son rouge, que
» la beauté n'est rien, que la bonté & les talens sont
» tout. L'on entre en ce moment à la toilette de la mere:
» chacun répete à la petite fille qu'elle est jolie; on ne la
» loue pas une seule fois l'an sur ses talens & son huma-
» nité: d'ailleurs, les seules récompenses promises à son
» application, à ses vertus, sont des parures; & l'on
» veut cependant que la petite fille soit indifférente à sa.

des endroits fouvent mal-aérés, où ils s'em-
poifonnent réciproquement par leurs propres
exhalaifons (comme l'a fort judicieufement
remarqué l'auteur d'Emile), pour apprendre
une langue ? Sur nos côtes maritimes, la
plupart des négocians font dans l'ufage de
faire échange de leurs enfans avec ceux des
anglois. Souvent en moins d'un an , les petits
françois reviennent parlant très-bien anglois,
comme les petits anglois parlent fort aifément françois.

Dira-t-on que ce n'eft pas favoir une
langue , parce qu'on ne l'a pas apprife par
principes ? Je demande fi dans les colléges ,
(1) beaucoup de nos jeunes gens favent au-

» beauté. Quelle confufion une telle conduite ne doit-elle
» pas jeter dans fes idées ?

   » On veut, dit le même auteur , qu'au fortir du col-
» lége, un jeune homme fe répande dans le monde, qu'il
» s'y rende agréable, qu'il y foit toujours chafte ; eft-ce
» au moment où le befoin d'aimer fe fait le plus vive-
» ment fentir , qu'infenfible aux attraits des femmes, un
» jeune homme peut vivre fans defirs au milieu d'elles ? »

   (1) On en pourra juger par le fait fuivant. Me trouvant un jour avec une douzaine de favans , qui agitoient

tant de latin, & fur-tout de termes de chofes triviales & communes, que ces enfans favent refpectivement d'anglois & de françois.

Il faut convenir que, faute d'ufage, les perfonnes les plus inftruites feroient fouvent fort embarraffées de dire, en latin, le terme propre de la plupart des chofes ordinaires, précifément parce qu'elles l'ont appris par principes, c'eft-à-dire, dans la captivité, & dans le plus grand efclavage; tandis qu'elles ne l'auroient pas oublié, fi elles l'avoient appris en s'amufant, parce que les idées agréables de l'enfance ne s'effacent pas. Exercez le corps fans captiver l'efprit, & vous verrez l'un & l'autre faire des progrès rapides. Si donc le

---

par hafard cette queftion, on demanda : comment s'exprimoit *mouchoir* en latin. Pas un ne le fut.

Il faut voir ce que dit fur les colléges le judicieux auteur du Tableau de Paris, à l'article UNIVERSITÉ. « On peut reprocher à ces régens une cruauté gratuite, » & qu'on devroit leur interdire. Ce n'eft plus un châ- » timent, c'eft un fupplice. Imaginez un pauvre enfant » de 8 à 9 ans, qui fe traîne au pied de la chaire en » fanglotant, que deux correcteurs faififfent, & frappent » de verges jufqu'au fang : fouvent le profeffeur d'*huma-* » *nités* exige qu'il compte lui-même les coups, &c. »

mouvement, l'action & la liberté font fi néceffaires dans la premiere enfance, pour donner l'effor au corps & à l'efprit, pour perfectionner les humeurs, & les rendre propres
au développement de toutes les parties, combien ne doivent-ils pas l'être encore plus dans
le tems de l'accroiffement, pour leur donner
la fermeté, la confiftance & la folidité, à
mefure qu'elles s'étendent ?

La nature femble indiquer ce moment par
le renouvellement des dents. Cette révolution
commence à fix ou fept ans, & continue jufqu'à quatorze ou quinze. Elle fe fait dans le
même ordre que les dents de lait ont percé,
c'eft-à-dire, des plus petites aux plus groffes;
ce qui prouve que cette opération dépend de
l'accroiffement des forces & de la perfection
des humeurs, parce qu'en effet il faut plus
de force du côté des folides, pour expulfer
les premieres dents, à proportion de leur
groffeur & de leur adhérence, comme il faut
plus de perfection du côté des humeurs, pour
former les fecondes, qui, pour devenir plus
durables, doivent être plus folides. Il faut donc
feconder la nature par des mouvemens & des

exercices plus forts, à mesure que les enfans avancent en âge ; & on fait précisément le contraire, puisqu'on commence à les captiver à six ou sept ans.

Les grecs & les romains avoient des gymnases, c'est-à-dire, des lycées, où ils avoient établi des jeux pour tous les âges. Les enfans s'y assembloient, s'y exerçoient entre eux en pleine liberté & sans contrainte. Excités par l'exemple, & animés par de petits prix, destinés à ceux qui se distinguoient, ils donnoient des preuves d'émulation, qui faisoient remarquer de bonne heure leur caractere, & les qualités de l'ame & de l'esprit; aussi étoient-ils mieux constitués, plus forts, plus ingénieux, & plus adroits que les autres peuples.

Les jeux de l'arc, de l'arquebuse, de l'oiseau, de la fronde, &c., qui subsistent encore dans quelques-unes de nos provinces, parmi les jeunes·gens, sont des véstiges de ces anciens établissemens, comme nos académies où l'on apprend à danser, à tirer des armes, ou à monter à cheval. Nos billards & nos jeux de paume en sont en quelque sorte une imitation. Il feroit à fouhaiter que ces établiffemens fuffent plus multipliés, & plus à la portée de chacun. Dans les premiers de ces établiffe-mens, qui n'exiftent plus aujourd'hui que fous la forme de confrérie, il n'y a point de maî-tre : on y eft attiré par le goût, ou par les dif-pofitions qu'on fe fent. Chacun s'y exerce à fa fantaifie ; & on remarque que ceux qui per-féverent parviennent prefque tous à un très-grand degré d'adreffe, quoiqu'il y en ait tou-jours quelques-uns qui l'emportent de beau-coup, & qui, bien loin d'exciter de la jaloufie, excitent une noble émulation, & jouiffent d'une confidération marquée, qui eft le plus puiffant aiguillon de l'amour-propre. Puifque les hom-mes font néceffités de vivre en fociété, il faut abfolument qu'ils fe corrompent, ou qu'ils fe perfectionnent. Faire le bien ou le mal, par imitation, eft leur partage ; point de milieu. L'indifférence ne peut être que le partage de la brute.

On eft venu à bout de faire battre des coqs ; on leur apprend même à fe fervir d'éperons avec beaucoup d'adreffe. On voit tous les jours des chiens, des chats, des ours, de petits oifeaux (1) même, dreffés à certains exercices fort finguliers. Les enfans ont-ils moins d'intelligence, de foupleffe & d'adreffe? Réduifez leur éducation en exercices, ils apprendront tout ce que vous voudrez. On fait quelle a été, dans les fiecles les plus reculés, la précifion des manœuvres de la cavalerie chez tous les peuples. On a fait voir dans ces derniers tems, à quel point de calcul on peut porter l'adreffe, la légéreté & la foupleffe des animaux les plus forts; en faifant voir en même tems jufqu'à quel degré de précifion & de fubtilité on peut porter celle de l'homme (2). Les fauteurs, les efcamoteurs, les danfeurs de corde, ceux qui font des tours d'adreffe & de

---

(1) L'été dernier on a vu, fur les Boulevards, des moineaux dreffés à prendre une allumette enflammée, & obéir au commandement pour aller mettre le feu à un petit canon, fans broncher de leur place, quoique l'éclat du petit canon fût très-violent.

(2) On entend parler ici des exercices finguliers que les fieurs Aftley, anglois, faifoient faire à des chevaux dans le fauxbourg du Temple, où ils ont excité l'admiration de tout Paris.

force, nous donnent tous les jours, dans un autre genre, de pareils exemples ; & par-tout on remarque que ce font les enfans qu'on y exerce, qui excellent. Rapprochez l'éducation ordinaire de ces modeles, vous aurez des hommes forts, avec un efprit jufte & des ames fermes ; mais fur-tout ne les enfermez pas comme des troupeaux, pour les rendre immobiles ; fans quoi, vous n'aurez que des rachitiques, des boffus, des écrouelleux, des fcorbutiques, des boîteux, des bancroches, des rabougris avec de vilaines figures, qui annoncent la vieilleffe dans la jeuneffe, & qui paroiffent plus près du trépas, que de la vivacité de l'enfance, où tout ce qui ne profpere pas, périt. Avec un corps foible & mal-fain, on ne peut avoir un efprit d'une certaine étendue, & une belle ame, que par un jeu fingulier de la nature, qui fait voir, de tems en tems, les reffources infinies qu'elle a pour fe venger de la contrainte (1), & tout ce

―――――――――――――――

(1) On dit que les boffus, les boîteux, &c., ont orqu'elle peut, quand on la laiffe libre. C'eft principalement, lorfque le corps & l'efprit ont acquis une certaine confiftance, que cette liberté devient néceffaire, pour leur donner la trempe & le reffort dont ils font fufceptibles dans les différentes conftitutions.

Depuis qu'il y a des hofpices pour les enfans trouvés, & qu'on y réunit ceux des malheureux qui font mariés ; nos hôpitaux devroient fournir nos plus forts foldats, nos meilleurs matelots, ou au moins nos plus beaux laquais ; & ils ne fourniffent que quel‧ques miférables artifans, qui ont toujours l'air vieux & malade. Doit-on en être furpris ? La plupart de ces établiffemens font des bercails où on entaffe ces enfans comme des troupeaux, où ils s'infectent mutuellement, fe corrompent & pourriffent dans la fange de la malpropreté (1), de la mifere

---

dinairement plus d'efprit que les autres. Si cela eft, je fuis perfuadé que cela vient de ce que, par une forte de compaffion naturelle, on gêne & on captive moins ces enfans, à raifon de leurs infirmités.

(1) On vante par‧tout avec raifon l'ufage des bains. Pour‧

& de l'inaction. Ces malheureux gages de
l'imprudence, de la légéreté & de l'ardeur
de la jeuneffe, ces fruits de l'erreur des
premieres paffions dans les meilleurs tempéramens & les plus fortes conftitutions,
qui devroient être pleins de force, de feu
& d'énergie, ne font que végéter pour
s'éteindre plutôt ou plus tard, accablés de
maux & de miferes. J'ai fait des recherches fur l'état de ces enfans à leur entrée
dans les hôpitaux, & je me fuis affuré que
le plus grand nombre, quoique bien con-
formés, bien conftitués, & avec tous les
fignes de la fanté, y dépériffoient à vue
d'œil; & que peu d'années après, il ne
reftoit de toutes ces belles efpérances, que
quelques triftes & malheureux avortons.
J'ai comparé nos établiffemens de ce genre

---

quoi n'y en a-t-il pas dans les hôpitaux? Ils ne font nulle part
auffi néceffaires. Ils fuppléeroient en partie au linge, qu'il
n'eft pas poffible d'avoir en quantité fuffifante pour l'exacte
propreté. Ils contribueroient d'ailleurs à augmenter & à
entretenir les forces & la foupleffe du corps, & à pré-
ferver de beaucoup de maladies, en favorifant les fécré-
tions de la peau, qui y contribuent infiniment.

avec ceux de nos voifins ; j'y ai vu une différence extrême (1), qui m'a confirmé dans l'idée où j'étois & où je fuis encore fur la caufe de ces défaftres. Voyez ma differtation fur les établiffemens de charité de la Hollande. Mais , quels feroient les

---

(1) Nous avons cependant un établiffement de ce genre à citer pour exemple , & à propofer pour modele ; c'eft le Dépôt des Gardes - Françoifes , formé , protégé , & dirigé par M. le maréchal duc de Biron. C'eft-là qu'on voit ce que peuvent, fur le phyfique & fur le moral, l'ordre, la regle, la difcipline & les exercices. Ces enfans, les plus petits comme les plus grands, font dans leur genre tout ce que peuvent faire des hommes formés, avec la même précifion & la même juftefle. Tout annonce chez eux la propreté, la décence, l'honnêteté, les mœurs, la conduite & l'amour du devoir avec la meilleure fanté. On remarque, jufques dans la convalefcence même, le fuccès des foins qu'on leur donne, quand on voit en faction ces enfans après des maladies, graves fans doute, puifqu'ils ont perdu leurs cheveux, encore maigres, mais avec des yeux vifs, un teint clair, une contenance ferme, & un petit air réfolu qui fait plaifir à voir, & qui annonce en tout la grande ame, l'efprit droit, le bon cœur & le jugement profond du fondateur & du protecteur qui anime ce corps. Voilà les monumens qui font connoître les grands hommes, & qui les immortalifent d'une maniere bien plus durable, que le bronze & le marbre.

remedes à tant de maux ? La propreté, l'air & l'exercice.

Les enfans ont un penchant si naturel & si décidé pour tout ce qui est mouvement ou exercice, qu'ils le portent souvent jusqu'à la passion (1). On en tire souvent un mauvais augure, en se persuadant qu'il entraîne le goût de la dissipation. C'est une erreur. Suivez ces enfans, vous verrez que c'est un moyen de plus pour leur faire faire tout ce qu'on voudra. Remarquez encore, que, pour peu qu'on les loue, ils questionnent sans cesse. Ils s'adressent, pour satisfaire leur curiosité, de préférence à ceux qu'ils connoissent, qui les flattent ou qui les caressent, pour les faire sauter, danser, gambader, toujours en les agaçant par des questions, des saillies ou des ruses qui font voir, que l'on peut en même

---

(1) Dans les places de guerre, les enfans de tous les âges courent après les soldats qui font l'exercice ; ils le font eux-mêmes par imitation, en formant de petites bandes, selon leur âge ; & on en voit, dans toutes, plusieurs qui le font avec une sorte d'intelligence, d'adresse, & de précision, qui marquent l'attention qu'ils y donnent.

tems,

tems, occuper leur efprit , fans enchaîner
le corps : ce goût bien loin de diminuer
avec l'âge , fe fortifie au contraire ; puifqu'ils imaginent toujours quelques nouveaux
jeux, à mefure qu'ils grandiffent. C'eft la
nature qui leur fuggere ce goût pour le
mouvement qui fupplée aux forces qui leur
manquent. Il y a dans le corps des enfans
beaucoup plus d'humeurs que de parties folides. Plus ils font jeunes, plus celles-ci font
éloignées de la fluidité qu'elles doivent
avoir. Il faut donc qu'ils empruntent une
force étrangere pour broyer , divifer & at-
ténuer ces humeurs, les rendre propres à
la nutrition , à l'accroiffement. C'eft le
mouvement qui leur procure cet avantage ;
fans cette reffource , ils périroient, ils lan-
guiroient tout au moins , & feroient toujours foibles ou infirmes. Leurs exercices,
leurs jeux , leurs amufemens, font autant
de forces & de puiffances qui ajoutent aux
efforts de la nature. L'enfance eft un état
de foibleffe qu'il faut aider. C'eft le jeune
arbre qu'il faut étayer , fans quoi il eft
bientôt brifé ou renverfé par fon propre

poids. Dans les corps organifés, chaque partie doit acquérir des qualités particulieres; il faut donc un agent qui influe fur chacune d'elles en particulier, & fur toutes en général. Or, il n'y a que le mouvement qui ait cette propriété. Un des principaux avantages du mouvement & de l'exercice, nous l'avons dit plus haut, eft d'augmenter les forces digeftives, & de contribuer par-là, plus que toute autre chofe à l'intégrité de toutes les parties, à la régularité & à la perfection de toutes les fonctions. Nous n'entrerons dans aucun détail à ce fujet; on en trouvera de très-intéreffans dans la fameufe thèfe que M. Bordeu foutint pour fa licence, à la faculté de Paris, en 1752, fous ce titre : *An omnes corporis partes digeftioni opitulentur ?* C'eft-à-dire : *toutes les parties du corps contribuent-elles à la digeftion ?* Pour avoir le pendant de cette thèfe intéreffante, on auroit dû en faire une autre, en agitant cette queftion : *An omnium corporis partium à ftomacho vis & robur ?* C'eft-à-dire, *l'eftomac contribue-t-il à la force & à l'énergie de toutes les parties*

du corps ? On auroit pu conclure affirmati-
vement , comme ce médecin , après des
détails auſſi intéreſſans que les ſiens , qui
auroient fait voir avec la même évidence,
que , ſi toutes les parties contribuent aux
fonctions de l'eſtomac , l'eſtomac à ſon
tour contribue au bon état de toutes les
parties. En effet , dans l'économie animale ,
tout dépend de l'eſtomac & tout s'y rapporte. On ne ſauroit donc trop s'appliquer
à donner à ce viſcere , toute l'énergie dont
il eſt ſuſceptible. Il n'y a point de doute,
& tout le monde peut s'appercevoir, que,
lorſqu'on ſe porte bien , on digere bien ,
& que quand on digere bien , on ſe porte
bien. Ce ſeroit ici le lieu de parler des alimens ; mais cette diſcuſſion n'entre pas dans
notre ſujet ; nous dirons ſeulement que la
nourriture des enfans & des jeunes gens ,
doit être abondante , mais ſimple , ſans
haut goût & ſans apprêt recherché ; qu'il
faut les accoutumer à manger indiſtincte-
ment de tout , ſans les habituer à rien de
préférence. La ſeule attention que je recom-
mande , eſt de leur faire éviter les excès

& de leur interdire les liqueurs spiritueuses.
Dans une bonne constitution rien n'a besoin
d'aiguillon ; dans une constitution foible, le
secours du moment , quel qu'il soit , ne
suffit pas. Sans l'exercice & le mouvement
tout languit dans l'enfance & dans la jeunesse , comme l'a très-judicieusement remarqué un médecin célebre de la faculté de
Paris , qui s'est fort occupé de ce qui peut
contribuer à la force & à la beauté du corps.
C'est M. Vandermonde qui dit à ce sujet,
dans son essai sur la maniere de perfectionner l'espece humaine , tome 2 , page 122.
« Les fibres encore tendres ne peuvent
» broyer les sucs. Les vaisseaux trop lâ-
» ches ne résistent pas assez à l'effort du
» sang. Le cœur trop foible pousse mol-
» lement les liqueurs , & les muscles naif-
» sans ne favorisent que médiocrement la
» circulation. Les alimens se digerent mal
» dans l'estomac ; le chile mal préparé
» passe dans les vaisseaux qui n'ont pas assez
» de force pour lui donner l'élaboration né-
» cessaire ; les sucs moins divisés , conser-
» vent les parties grossieres qui devroient

» être exclues de la nutrition ; les fécré-
» tions fe rallentiffent , fe dérangent , &
» tout le corps fe reffent du défordre. »

Les fuites de ce défordre deviennent bien
plus fenfibles & bien plus graves dans les
enfans , depuis l'âge de 6 à 7 ans , jufqu'à
12. Les glandes s'engorgent , les vifceres
s'obftruent , les articulations fe gonflent , les
os fe courbent , les cartilages fe ramoliffent ,
les membranes fe relâchent , les membres
fe nouent & toutes les fonctions fe dérangent.
le moindre inconvénient qui puiffe réfulter
de ce défordre , c'eft la difformité , qu'on
cherche vainement à corriger par les fecours
de l'art (1). Il eft bien rare d'en trouver

---

(1) M. Tiphene, chirurgien de Paris , avoit fait une
étude très-particulière des moyens de corriger les difform-
mités des enfans. Il avoit imaginé pour cela beaucoup de
machines , fort ingénieufes à la vérité , mais très-compli-
quées. Je ne fais s'il a eu beaucoup de fuccès ; mais je
fuis perfuadé qu'il en auroit eu infiniment plus , s'il s'é-
toit borné à tenir les enfans dans un air pur & libre , à
contenir les membres par les moyens les plus fimples , à
fortifier l'eftomac , & à donner de l'énergie à tous les folides par les frictions , les bains froids , & les exercices
de toute efpece , fecondés d'un bon régime.

d'affez efficaces pour redreffer les écarts de là nature , & fouvent ils deviennent un nouvel obftacle , qui acheve de l'épuifer.

Il n'eft donc rien de plus important que d'exercer les enfans de plus en plus & à mefure qu'ils avancent en âge ; c'eft de-là que dérive leur bonne ou mauvaife conftitution , & c'eft de celle-ci que dépendent, plus qu'on ne croit , le caractere & les qualités du cœur , de l'ame & de l'efprit.

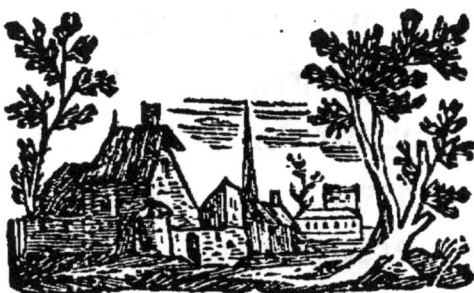

DE LA PUBERTÉ

EN GÉNÉRAL,

ET de ce qui se passe, à cette époque, dans l'Économie animale.

LA puberté est le printems de la vie de l'homme. C'est le moment où la nature étale ses richesses ; tout se pare, tout s'embellit, tout se montre sous une nouvelle forme & avec un nouvel éclat. C'est le terme où s'accomplit le grand œuvre de la nature, ou pour tout dire en un mot, c'est l'instant où nous achevons de naître ; car à nous bien considérer, nous naissons progressivement & nous mourons de même (1).

---

(1) La vie d'un individu ne peut être regardée comme parfaite, que lorsqu'il est en état de remplir toutes les fonctions de l'espece ; & sa mort commence, du moment que ses facultés diminuent.

Jufqu'à la puberté, l'homme eft un être imparfait. Il ne mérite ce beau titre, que, lorfqu'il eft en état de fe reproduire. Du moment que cette faculté diminue, il s'affoiblit, il décline & il fe détruit infenfiblement, femblable à une graine, dont le germe feche, s'altere & fe décompofe. Oui, l'homme, femblable à tant d'égards, dans le premier tems de fon exiftence, à un germe, à une plante, à une fimple fleur (1) qu'un

---

(1) Ce qui fe paffe dans les fleurs, pour la production du fruit, peut fervir, à beaucoup d'égards, à expliquer la plupart des phénomenes de la puberté, & à faire mieux comprendre ce que nous en difons, avec réferve, pour ne pas offufquer la décence.

Les fleurs ont des parties mâles & des parties femelles : les *étamines* font les parties mâles, & les *piftils* font les parties femelles. Ces parties font fans action, & ne peuvent produire leur effet, que lorfque la fleur eft parvenue à fon entier accroiffement, & à fon parfait développement. Voici la maniere dont on peut s'affurer de ce fait.

Si on diffeque une fleur, avant qu'elle foit développée, on trouve les filets des *étamines* très-grêles, entortillés les uns avec les autres, ou repliés fur eux - mêmes. Les *antheres* ne font point formés, ou font imparfaits ; & on n'y remarque aucun veftige de la pouffiere fécondante dont

mauvais vent abbat, flétrit, seche & moif-
fonne, fe nourrit, croît & fe développe de

---

ils fe chargent peu-à-peu, après que la fleur eft complettement épanouie. Le *piftil* eft à peine vifible, & d'une
confiftance très-molle; fon *ftile*, ou fon *filet*, qui doit
fervir de *trompe*, eft replié en différens fens; il n'eft pas
creux, & il n'a point de *ftigmate*, ou s'il en a, il eft im-
perforé.

Toutes ces imperfections, ou plutôt ces non perfections,
répondent affez bien à l'état de nos parties fexuelles avant
la puberté; & les accidens qui arrivent aux parties fexuelles
des fleurs, repréfentent affez bien ceux qui arrivent à l'un
& l'autre fexe dans l'efpece humaine. Je ne poufferai pas
plus loin le parallele; mais je vais rapporter quelques
expériences affez curieufes, fur les accidens qui arrivent
aux parties fexuelles des fleurs, & qui les rendent ftériles.

Si on coupe les *antheres* des *étamines*, fi on les froiffe,
fi on les mouille continuellement, fi on les imbibe d'huile,
la fleur refte ftérile. La même chofe arrive fi on coupe le
piftil, fi on le froiffe, fi on le courbe, fi on y introduit
de l'huile, ou fi on ferme l'orifice avec une petite boule
de cire.

Pour s'affurer de l'authenticité de cette expérience, il
faut couper les *étamines* de toutes les fleurs de plufieurs
plantes, fans toucher au piftil, ou les éloigner & les fé-
parer des plantes de la même efpece, à l'exception d'une
feule; celle qu'on aura laiffée à portée des plantes de fon
efpece produira une bonne femence, parce qu'elle aura
été fécondée par la pouffiere des *étamines* des plantes voi-

même. Parvenu à l'âge de puberté , il est
à-peu-près au terme de son accroissement.
C'est un nouvel être absolument différent de
ce qu'il étoit quelques momens avant cette
grande révolution , qui vient de mettre la
derniere main à son organisation. C'étoit un
un être isolé & inutile à l'espece ; maintenant il en fait une partie essentielle ,
puisqu'il est en état de la conserver.

Depuis la naissance de l'enfant jusqu'à
la puberté , la nature ne travaille que pour

---

sines , au lieu que celles dont on aura coupé les étamines ,
ou qu'on aura éloignées , produiront des semences infé-
condes , ou n'en produiront point du tout.

Il faut remarquer encore que si les *étamines* , ou le *pis-
til* , dégenerent en petales , comme cela arrive dans les plantes trop nourries , qui donnent des fleurs doubles , ces
fleurs sont absolument stériles. La surabondance du suc
nourricier produit ici le même effet , que la surabondance
de graisse dans les animaux : car on remarque que , parmi
les animaux trop gras , la plupart sont stériles. Tout cela
prouve que les accidens , qui arrivent aux parties sexuelles
des plantes , sont l'emblême de celles qui arrivent aux parties sexuelles de l'espece humaine. Tout ce qui altere leur
force , leur structure , ou les humeurs qu'elles doivent
fournir , peut les rendre incapables de faire leurs fonctions , ou les réduire à les faire sans succès.

lui feul. Elle ne lui fournit que ce qui lui eft néceffaire pour fa nourriture & fon développement, & elle ne donne aux humeurs que le degré de préparation convenable pour fon accroiffement, qui fe fait d'abord fort lentement, à raifon de la foibleffe des organes qui lui fervent d'inftrumens. Ce qu'il y a de fingulier & de bien digne de remarque, c'eft que cet accroiffement fe fait en fens abfolument contraire à celui où il s'eft fait dans le fein de la mere; quoique tous les organes foient alors encore plus foibles. A peine les parties du fœtus font-elles développées, après la conception, qu'il croît toujours de plus en plus (1),

---

(1) Dans le fein de la mere, le fœtus croît de plus en plus, parce que tout le favorife. L'état de fluidité de toutes fes parties, qui n'ont befoin que de s'adapter les unes aux autres, dans le premier tems de fa formation ; la douce chaleur qui les fomente, & qui entretient leur mouvement inteftin ; les humeurs toutes préparées que la mere leur fournit ; la maniere dont elles fe nourriffent par *irroration*, ou par *abforption* : car toutes les parties du fœtus étant abfolument fluides, ou fpongieufes, jufqu'à ce qu'il foit organifé, & que les voies principales de la circulation foient perméables, elles doivent céder, fe gonfler, & fe

jufqu'au moment de la naiffance. L'enfant,
au contraire, croît toujours de moins en
moins, jufqu'à la puberté ; mais il croît
alors pour ainfi dire, tout-à-coup, autant
qu'il doit croître, & quelquefois d'une maniere fi extraordinaire, qu'on en tire, avec
raifon, un très-mauvais augure. C'eft un
effort violent de la nature, qui, en fe
preffant de porter fon ouvrage à fon dernier degré de perfeɕion, le laiffe dans la

---

dilater par la préfence des humeurs dans lefquelles il nage,
précifément comme l'éponge, par le contaɕt du liquide
dont elle s'imbibe. Cette même molleffe de toutes les parties, ou l'extrême foupleffe qui en eft la fuite, fait qu'elles
cedent enfuite avec la même aifance aux doux mouvemens
de la circulation, qui eft foutenue par celle de la mere,
par l'aɕtion de fes organes, & fur - toût par la chaleur
uniforme qui entretient la fluidité des humeurs, fi elle ne
les volatilife pas jufqu'à un certain point.

Dans le nouveau-né, toutes ces caufes font inverfes,
c'eft-à-dire, qu'elles tendent toutes, fur - tout l'air, à
comprimer & à refferrer les folides, à ralentir, par une
multitude d'obftacles, le mouvement des liquides, & à
leur donner de la confiftance. L'enfant doit donc croître
de moins en moins, puifque ces caufes prennent de l'intenfité, à mefure qu'il croît, quoique l'aɕtion de toutes
fes parties foit plus forte que dans le fœtus.

foibleſſe & la langueur ; parce que dans l'état d'épuiſement où elle s'eſt réduite, elle ne peut plus fournir une quantité proportionnée de ſucs bien élaborés à la grande extenſion des fibres, pour leur donner une conſiſtance convenable. Auſſi remarque-t-on, que la plupart des jeunes gens qui croiſſent ſubitement & d'une maniere extraordinaire, au moment de la puberté, périſſent preſque tous, où qu'ils reſtent toute leur vie délicats, foibles, valétudinaires, infirmes ou languiſſans (1).

Mais, lorſque l'accroiſſement ſe fait lentement & dans les proportions convenables,

---

(1) On remarque auſſi que les géans ſont tous foibles, pâles, mous & triſtes, & qu'en général les hommes d'une taille gigantefque ſont rarement forts & bien proportionnés. On remarque la même choſe ſur les plantes. Celles qui ſont à l'ombre ſous des cloches, ou dans une expoſition qui hâte leur végétation, & qui s'étendent outre meſure, ſont foibles, délicates, n'ont pas la même odeur, la même ſaveur, ni la même couleur, que celles qui ſont expoſées à l'air libre & aux injures du tems ; & elles n'arrivent preſque jamais à une parfaite maturité, ſi tant eſt qu'elles ne périſſent pas de très-bonne heure.

à mesure que le jeune homme approche de
la puberté , toutes les parties étant pleines
de sucs bien élaborés , riches en esprits ,
parfaitement souples, énergiques, vibratiles,
& dans des proportions bien exactes , les
unes à l'égard des autres ; tout concourt &
se prête facilement à tous les mouvemens.
L'action redouble de toutes parts ; la chaleur augmente , le feu s'anime par l'heureux
accord de tous les organes. Le cœur qui
leur commande impérieusement & qui leur
cede à son tour , s'excite par la plus légere impression. Les arteres battent plus fort
& les liquides poussés avec rapidité , leur
donnent de nouvelles vibrations , qui , en
portant toutes les fonctions à leur dernier
degré de perfection , développent enfin ces
organes merveilleux , où se forme cet esprit
plus merveilleux encore , qui étant comme
l'extrait de toute notre substance , doit ser-
vir à nous reproduire.

Telle est la marche de la nature dans les
sujets bien constitués ; lorsqu'elle agit , sans
gêne & sans contrainte. Mais , ce tableau
si flatteur a bien des nuances & arrive ra-

rement à fa perfection, fans beaucoup d'in-convéniens qui alterent fes couleurs. La na-ture n'eft pas toujours également puiffante, également bien foutenue, également bien dirigée ; & fon inaction, comme fon impé-tuofité, l'arrête fouvent dans fa courfe & la détourne même auffi fouvent de fa route. Mais fes difpofitions, telles qu'elles foient, s'annoncent de bonne heure, par des fignes fi fenfibles, qu'en l'examinant de près, il eft poffible de la mettre à l'abri des écarts, en lui donnant les fecours qu'elle exige, en la contenant dans les juftes bornes, qui femblent être fixées dans chaque individu par fa propre conftitution (1). Avant d'en-

---

(1) Il eft certain que, fi on conduifoit les hommes conformément à leur conftitution, on auroit rarement befoin de tout autre fecours, que de ceux que la nature indique, & qu'elle peut tirer de fon propre fonds.

Chaque conftitution a quelque chofe de frappant, qui annonce ce qu'elle a de trop, ou de trop peu ; & cet enfemble qui frappe, fuffit fouvent pour mettre fur la voie des moyens les plus propres à en tirer le meilleur parti poffible. Nous nous expliquerons ailleurs plus amplement fur cet objet.

trer dans le détail de ces fignes , il eft néceffaire d'examiner d'abord ceux qui annoncent la puberté & le tems où ils fe manifeftent.

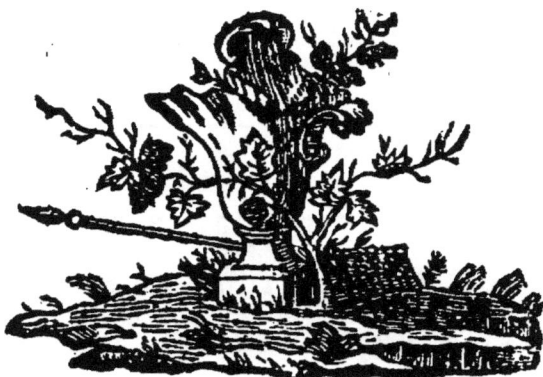

DU TEMS

DE

LA PUBERTÉ;

Et des Signes qui l'annoncent dans l'un & dans l'autre Sexe.

LES filles arrivent par-tout à la puberté, plutôt que les garçons. Elles cessent aussi plutôt d'être fécondes ; & cela paroît bien naturel. Les femmes étant en général plus délicates, moins fortes & moins grandes que les hommes, elles doivent arriver plutôt au terme de l'accroissement (1), qui

---

(1) Le docteur Freind ajoute, d'après Hippocrate, que les femmes, à proportion de leur masse, ont plus de sang que les hommes ; ce qui fait qu'elles arrivent plutôt à leur juste grandeur, parce que l'abondance du fluide, qui forme les parties solides, est chez elles plus grande

E

eft l'époque de la puberté; & le feu qui les anime, étant moins foutenu par la force & par l'énergie des parties conftitutives de leur organifation, doit fe diffiper plutôt. Il y a néanmoins à cet égard une grande variété, à raifon du pays, du climat, de la nourriture, & de l'éducation. Dans tous les pays méridionaux de l'Europe, & même dans les provinces méridionales de la France, & fur-tout dans les villes, les enfans bien conftitués, bien nourris & bien foignés, arrivent bien plus promptement à la puberté que dans les régions feptentrionales. Dans les premieres, la plupart des filles font puberes de 11 à 13 ans (1), & les garçons de 13 à 16;

_____

que chez les hommes, de maniere qu'en moins de tems leur corps peut prendre une plus grande quantité de nourriture.

(1) Nos loix ayant fixé l'époque de 12 ans pour le mariage des filles, & celle de 14 pour le mariage des garçons, il y a lieu de croire que les jeunes gens étoient plus forts, lorfque ces loix ont été faites, qu'ils ne le font aujourd'hui. Quoiqu'on nous cite par-tout des jeunes gens mariés à cet âge, il y a infiniment peu de filles en

tandis que dans les secondes, les filles ne le font que de 13 à 17, & les garçons de 15 à 18. Toutes chofes étant égales d'ailleurs, les enfans des gens aifés & bien nés arrivent plutôt à cet état que ceux du peuple ; quoique ceux-ci foient en général plus forts, ce qui prouve que le moral y contribue beaucoup. Les enfans de la campagne, mal nourris, mal tenus, mal foignés, & affujettis à des travaux trop pénibles, font plus tardifs de deux ou trois ans. Parmi ceux-ci, la plupart des filles font à peine puberes à 15, 16 & 17 ans, & les garçons à 17, 18 & 19.

Ces différences deviennent plus fenfibles

état de l'être, par la force & le bon état de leur conftitution ; il y a certainement encore moins de garçons. Nicolas *Venette*, qui a fait les recherches les plus exactes fur cette matiere, étend la puberté depuis 10 ans jufqu'à 18. Il convient cependant que, dans nos climats, les filles ne font nubiles qu'à 14 ans, & les garçons à 16.

Si on examinoit la chofe de près, comme je l'ai fait, on feroit étonné de voir combien il y a peu de jeunes gens, qui foient en état d'être mariés à cette derniere époque.

à proportion du degré de différence qu'il y a entre les caufes dont elles dépendent ; mais elles font toujours & par-tout plus remarquables parmi les filles que parmi les garçons. Selon les obfervateurs les plus exacts, dans les pays & dans les climats les plus chauds de l'Afie, de l'Afrique & de l'Amérique, la plupart des filles font pubères de 8 (1) à 11 ans ; tandis que dans

---

(1) M. de *Senac* cite l'exemple de la fœur du fameux *Homberg*, qui eut fes évacuations périodiques à 8 ans, & qui fut mere à 9. Il ajoute que c'eft ordinairement dans les Indes, où elle demeuroit, & que, dans quelques autres provinces de la Zône torride, on a obfervé des différences plus furprenantes. J'ignore s'il y a quelque lieu où les femmes foient fécondes, plutôt que dans les Indes ; mais ce qui eft plus furprenant pour moi, c'eft ce que rapporte le docteur *Venette*, fur la conduite des filles & des garçons. Il dit qu'il y a eu, dans nos climats, des hommes qui ont été peres à 10 ans ; & il cite *Joubert*, célebre médecin de Montpellier, pour avoir vu, en Gafcogne, Jeanne de *Peirie*, qui étoit accouchée à la fin de fa neuvieme année. Cela eft véritablement furprenant, par la grande différence qu'il y a de la tempé-rature de la Gafcogne à celle des Indes. Le fait le plus authentique que je puiffe citer fur cet objet, eft d'après le témoignage d'un homme fenfé, qui m'a dit avoir donné

le nord de l'Europe, elles ne le font que que de 15 à 18 & même plus tard, felon le degré de froid, & la nourriture plus ou moins abondante ou mieux conditionnée, qui eft en ufage dans chaque canton. Quoiqu'il y ait quelques garçons puberes à 12 ans, ils font généralement plus tardifs partout, & refpectivement moins précoces que les filles, même dans les pays & dans les climats les plus chauds. Cette différence de l'influence des mêmes caufes fur les deux fexes, doit faire préfumer, que, tout étant égal d'ailleurs, la nature a befoin de plus de tems & de travail pour l'entier accroiffement & la perfection de l'organifation des mâles que des fémelles ; non feulement, parce que toutes leurs parties font plus compactes, plus folides, plus fortes & plus énergiques que celles des fémelles ; mais encore, parce qu'il faut plus d'efforts, plus de travail, plus d'action & plus d'élabora-

---

des preuves fenfibles de fa valeur à 13 ans, quoiqu'il fût alors très - frêle & très - délicat, & qu'il n'ait jamais 'té d'une grande force.

tion pour la perfection de la liqueur prolifique de l'homme, que pour celle de la
femme ; c'eſt ce que les ſignes mêmes de
la puberté particuliers à l'un & à l'autre
ſexe, ſemblent indiquer.

Aux approches de la puberté, les jeunes
gens ſentent & ſe plaignent même, quelquefois, de tiraillemens, de douleurs dans les
jointures des membres, d'un certain engour-
diſſement, de gêne, de tenſion & de pe-
ſanteur aux aînes, qui paroiſſent gonflées &
qui deviennent douloureuſes, ſur-tout lorſqu'ils montent des eſcaliers ou qu'ils marchent quelque tems de ſuite, ou avec un
peu de précipitation. Ils éprouvent en même
tems une chaleur plus vive, des irritations,
des mouvemens involontaires & des ſenſations juſqu'alors inconnues, dans les parties
qui diſtinguent les ſexes, qui ſe couvrent
alors d'un voile qui inſpire la pudeur. Tout
le corps prend de nouvelles dimenſions, les
forces augmentent rapidement, le ſon de
la voix change, il devient fort inégal, &
ſucceſſivement plus fort & plus grave, ſur-
tout dans les garçons, dont quelques-uns
l'ont très-rauque.

Les mêmes chofes arrivent, mais toujours d'une maniere moins fenfible, ou avec plus d'incommodités aux filles qu'aux garçons, qui ont d'ailleurs, comme elles, des fignes qui leur font particuliers. Dans ceux-ci, ces fignes font le duvet qui croît ordinairement fur les joues & fur toute la partie baffe du vifage, & fpécialement l'émiffion d'une humeur qui devenue furabondante dans fes réfervoirs, les force, & fe répand d'une maniere qui les furprend, & dont l'évacuation devient plus ou moins fréquente, felon la force du tempérament.

Dans les filles, il y a auffi une évacuation particuliere, mais périodique, qui ne les furprend pas moins, quoiqu'elle ne les affecte pas auffi agréablement, & qu'au contraire elle foit fuivie, au moins d'un malêtre, fi elle n'eft pas accompagnée d'incommodités & de fouffrances très-marquées (1). C'eft là, quoi qu'on en dife, le figne

_____

(1) Comme la colique, la chaleur, le gonflement, la tenfion du bas ventre & des parties voifines, la douleur des lombes & des cuiffes, l'engorgement des yeux,

certain (1) qui confirme la puberté & qui
annonce la fécondité des perſonnes du ſexe,

───────────────────────────────

l'abattement , la céphalalgie , les palpitations , la laſſi-
tude des jambes , le dégoût , la langueur , & tous les autres ſignes qui accompagnent la pléthôre , de laquelle
dépend principalement cette évacuation.

Les filles ſédentaires , celles qui ſont triſtes , moroſes ,
ſombres & valétudinaires , ſouffrent ordinairement beaucoup de toutes ces incommodités à la première éruption
des regles. Il y en a même qui éprouvent des maladies
graves, ce qu'on ne remarque guere parmi celles qui ſont
gaies , vives , ſémillantes & enjouées.

(1) Quelques auteurs, entr'autres, *Ariſtote* & M. de
Buffon , prétendent qu'il y a des femmes qui conçoivent
& qui font des enfans, quoiqu'elles ne ſoient pas réglées;
c'eſt comme s'ils diſoient qu'on digere ſans ſalive , parce
qu'on ne crache pas. Je crois bien que parmi les femmes
de la campagne , & beaucoup d'autres habituellement occupées de travaux pénibles , il y en a de fécondes, quoiqu'elles ne ſoient pas réglées , parce qu'elles ont d'autres
évacuations, qui ſuppléent à celle qui leur eſt ordinaire ;
mais elles n'y ſont pas moins diſpoſées , puiſqu'elles y deviennent ſujettes , ſi elles paſſent de la médiocrité, de
l'excès des travaux & de la vie dure, à l'aiſance , & à
une vie tranquille. Quant à celles qui n'y ſont pas ſujettes,
& qui n'y ſont pas diſpoſées, elles doivent être réputées
ſtériles. C'eſt un vice de la matrice. On ne doit point
attendre des fruits là où il n'y a point de fleurs.

avec l'accroiffement prefque fubit du fein,
qui, quoique moins effentiel, indique la
fonction à laquelle la nature les deftine.

En fuppofant que cette évacuation ne foit pas effentielle à la fécondité, elle doit y contribuer beaucoup, en
entretenant la matrice dans un état de foupleffe & de fenfibilité, qui eft indifpenfable pour fes fonctions, & fur-
tout pour la perfection des différentes humeurs qui s'y
féparent, ou qui y abordent. Cette excrétion fait, en
quelque façon, à l'égard de la matrice, ce que font le
labour & les différentes préparations qu'on donne à la
terre, avant de lui confier la femence. Elles la divifent,
l'atténuent, & la rendent meuble, développent les fels &
les fucs qui doivent vivifier le germe. Sans ces préparations, la plupart des femences ne réuffiroient pas dans
les meilleurs fols. On a l'expérience qu'elles y avortent,
& que les terreins incultes ne produifent que quelques
mauvaifes herbes; comme on a l'expérience que les femmes
mal réglées font fujettes aux fauffes conceptions, aux
môles, & à beaucoup d'autres accidens, qui intéreffent leur
fanté en général, & les fonctions de la matrice en particulier. Je ne crois cependant pas qu'il foit abfolument néceffaire que l'évacuation périodique fe faffe par l'endroit ordinaire, c'eft-à-dire, par *l'uterus*, pour que les femmes
foient fécondes; il fuffit qu'elle fe faffe dans le tems &
dans la proportion convenable par-tout ailleurs, pour
prévenir les accidens de la pléthôre, & les dérangemens
de la fanté, pourvu que cette voie inufitée ne dépende
pas d'un vice de la matrice, ni d'aucun défordre dans

Cette évacuation , propre à l'un & à l'autre fexe , fait voir que l'individu eft,

---

les autres fonctions. Or , il eft très-poffible que cette évacuation fe faffe ainfi par différens endroits ; comme par le nez , par la bouche , par les mamelles , par le pouce , &c. Les auteurs citent , & j'ai vu moi-même beaucoup de femmes réglées d'une maniere inufitée , fans aucun dérangement dans leur fanté , tant que cette évacuation fe comportoit bien , c'eft-à-dire , tant qu'elle étoit réguliere pour le tems & pour la quantité.

Mais eft-il poffible que cette évacuation fe faffe par des endroits inufités , fans léfion , ou fans aucun vice de la matrice ? Je le crois ; & voici comment je conçois , non-feulement que la chofe eft poffible , mais encore que cela fe fait.

Cette évacuation dépend de la pléthôre générale ; cette pléthôre fe forme peu - à - peu , dans l'intervalle d'une évacuation à l'autre : lorfqu'elle eft complette , toute la machine fe trouve dans la gêne par la furabondance du fang , qui engorge , comprime & diftend tous les vaiffeaux ; ce qui s'annonce très-clairement par la lenteur du pouls , par l'apathie , l'accablement & le mal-être que les femmes éprouvent à la veille de leurs regles. Cette gêne , portée à un certain point , devient un aiguillon qui force les vaiffeaux de fe contracter , & le fang , preffé de toutes parts , fe fait jour par l'endroit où il trouve le moins de réfiftance. Or , il eft très-poffible que la matrice , par la raifon même qu'elle eft en très - bon état , offre plus de réfiftance que d'autres parties ; les vaiffeaux du nez ,

non feulement abondamment pourvu des principes de vie & de toutes les humeurs qui

par exemple, les vaiffeaux courts de l'eftomac, les vaiffeaux du poumon, les vaiffeaux hémorroïdaux, &c.; &, dans ce cas, il n'en doit réfulter aucun défordre, parce qu'il ne fe paffe, dans ces vaiffeaux, que ce qui fe paffe, dans l'état ordinaire, dans ceux de la matrice, dont l'orifice cede à l'impulfion du fang, jufqu'à ce que la pléthôre foit détruite, pour reprendre enfuite leur reffort & leur degré d'énergie, pour contenir le fang jufqu'à une autre période.

Cette opinion fe trouve parfaitement conforme à celle de tous les bons auteurs, & particuliérement à celle du docteur *Freind*, qui s'explique ainfi :

« On lit par-tout dans les auteurs que des femmes, qui
» fouffrent la fuppreffion du flux menftruel, font, en des
» tems fixés, attaquées d'hémorragies, ou par le nez,
» ou par les pores de la peau, ou par les urines, ou
» par les hémorroïdes, ou par le vomiffement, qui leur
» ont été falutaires. Il ne faut pour cela que confulter
» *Sennert, Bonnet, Borrichius, Dolée, Salmuth*, & fur-
» tout *Hippocrate*, qui met dans fes aphorifmes au rang
» des crifes, ces fortes d'évacuations ; & fi quelqu'une
» de ces évacuations, qui fupplée aux menftrues, vient à
» être fupprimée, il arrive de fâcheux accidens, ce qui
» eft fuffifamment confirmé par de fréquentes expériences.

» Or, il eft hors de doute que, par quelques canaux
» que ce flux périodique puiffe s'échapper, il eft caufé
» par la pléthôre, qu'il eft falutaire, & qu'on doit le

lui font néceffaires pour lui-même, mais
encore qu'il a un fuperflu qu'il peut com-

» regarder comme une efpece de flux menftruel ; car ce
» n'eft pas tant au lieu de l'évacuation qu'il faut avoir
» égard, qu'à fa quantité & à fon tems, qui la dénom-
» ment & la diftinguent. Il eft pourtant, comme nous
» avons déja dit, plus naturel que cette évacuation fe
» faffe par la matrice, à moins qu'il n'y ait quelque vice
» dans fes vaiffeaux, ce qui ne manque pas de fe ren-
» contrer, quand le fang trouve lieu d'enfiler d'autres
» routes. »

De tout ceci, il faut conclure que fi le flux utérin n'eft
pas effentiel à la fécondité des femmes, il y contribue
beaucoup, & que ce flux périodique, n'importe par où
il fe faffe, y eft abfolument néceffaire, ainfi qu'au bon
état de leur fanté. Cela eft fi vrai, que *Platerus* rapporte
l'hiftoire d'une femme, à qui on avoit enlevé la matrice,
qui avoit fes regles par l'*anus*, & qui fe portoit bien,
tant que cette évacuation étoit réguliere; mais qu'au contraire il étoit obligé de la faigner du pied, lorfque ce
flux n'avoit pas lieu. Indépendamment de cette preuve,
fans réplique, perfonne ne doute, je penfe, que la fanté
des femmes ne tienne effentiellement à une évacuation
périodique; mais on fe perfuadera peut-être difficilement
que les hommes y foient fujets. J'en fuis convaincu par
une multitude d'obfervations, qui conftatent que les hommes, fur-tout ceux qui menent une vie fédentaire, comme
les femmes, ont, finon tous les mois, du moins par intervalles, & fur-tout au renouvellement des faifons, des

muniquer, pour produire un nouvel être selon le vœu de la nature, qui se manifeste dès ce moment, par cet empressement, avec lequel les personnes d'un sexe opposé se recherchent.

———————————————————————

évacuations plus abondantes, ou par les selles, ou par les urines, ou par la transpiration, ou par l'expectoration, ou par le nez, ou par les hémorroïdes, &c. Quelques nombreuses que soient mes observations à ce sujet, je les aurois crues hasardées, si elles n'étoient pas appuyées par la doctrine & par les observations même de *Sanctorius*, qui s'explique ainsi : « Il leur arrive (aux hommes) » une évacuation devant la crise menstruelle, qu'ils ont cou- » tume de pressentir par une pesanteur de tête, ou par » une lassitude de tout le corps ; & tout cela s'appaise » par un écoulement d'urine un peu plus abondant qu'à » l'ordinaire. » Je pourrois rapporter des observations particulieres sur chacune des autres évacuations, sur-tout sur les hémorroïdes, qui, chez un très - grand nombre d'hommes, sont presque aussi périodiques, que les regles chez les femmes ; mais ce n'est pas ici le lieu de discuter plus au long cette matiere.

M. de *Beauchêne* dit, dans son excellent ouvrage de *l'Influence des affections de l'ame dans les maladies nerveuses des femmes*, (que je n'ai lu que depuis que ceci est écrit), page 118 : « Il a existé beaucoup de femmes qui ont eu » plusieurs enfans, qui ont joui de la meilleure santé, & » qui n'ont jamais été réglées. J'en ai connu qui ne l'ont » été que pendant le tems de leur grossesse. »

La nature , en mettant la derniere main
à l'organifation des fexes , femble créer un
fixieme *fens* , par la furabondance de vie
qu'elle donne aux parties qui les diftinguent,
en les faifant paffer, prefque fubitement, de
l'état d'un germe fans action , au développement le plus complet , & à un degré d'activité qui fe communique , & qui devient fenfible dans toutes les autres parties. C'eft des
facultés de ces organes que dépendent l'em-
preffement , le defir , le penchant irréfiftible
d'un fexe pour l'autre , & tout le merveilleux
des phénomenes de l'amour , dont on cherche aujourd'hui l'explication dans des caufes
ingénieufement fuppofées (1) , après l'avoir

C'eft précifément parce qu'il en a vu , qui ne l'ont été
que pendant le tems de leur groffeffe , qu'il faut conclure
qu'elles l'étoient auparavant d'une maniere infenfible , ou
d'une maniere inufitée , de même que celles qui ont eu
plufieurs enfans , & qui ont joui de la meilleure fanté.

Il ajoute que : « Les plus délicates & les plus foibles
» font prefque toujours celles qui perdent plus abondam-
» ment. » Cette feule raifon prouve la folidité de mon
opinion , & toutes les raifons fur lefquelles je l'ai appuyée.

(1) Les anciens ont attribué à la fympathie les préfé-

long-tems cherchée dans des caufes occultes,
& par conféquent abfurdes, tandis qu'il y en
a de fi naturelles.

---

rences en amour. M. de *Beauchêne* prétend aujourd'hui
que ces préférences dépendent du feu électrique ; & nous
n'en favons guere plus fur l'électricité que fur la fympathie : quelques phénomenes nous étonnent, mais rien ne
nous éclaire.

Ne feroit-il pas plus naturel de chercher dans les diverfes
modifications d'un mobile unique la véritable caufe de
tant d'effets divers, qui ne paroiffent finguliers, que parce
qu'on s'obftine à fermer les yeux fur leur vraie fource ?

Ce n'eft pas d'aujourd'hui, & c'eft ici le cas de le dire,
que ceux qui connoiffent le mieux une chofe, font ceux
qui en parlent le moins. C'eft aux amans feuls qu'il devroit appartenir de détruire les fyftêmes dont ils font
l'objet. Bien loin de vouloir leur ravir cet avantage, je
me borne à une fimple réflexion : que l'on fuive, que l'on
obferve leurs démarches refpectives, on verra bientôt que,
quelle que foit la diverfité de leurs mouvemens, il recon-
noiffent tous pour caufe primitive le befoin ; quiconque
n'en connoît plus l'empire, n'eft pas admiffible à le con-
tefter, & ce n'eft pas à la froide raifon qu'il faut demander les traits de feu, qu'exige le tableau fi mobile des
préférences de l'amour. On l'a de tout tems repréfenté
aveugle ; &, dans ce cas, l'on conçoit que le befoin feul
peut le guider. Pour une hypothefe ingénieufe en faveur
de l'électricité, on a chaque jour fous les yeux mille exemples, qui démontrent indubitablement l'afcendant du be-

Ces organes plus parfaits que les autres, puifque la nature a mis plus de tems, plus

---

foin; & c'eft le degré de ce befoin qui donne plus ou moins d'avantages à ce qu'on appelle la beauté. Mais la beauté, telle que nous la confidérons, n'eft qu'une chofe de pure convention, puifque ce qui eft beau en Europe, ne l'eft pas en Afrique, ce qui plaît à une claffe d'hommes, ne plaît pas à d'autres; d'où l'on peut conclure que, par rapport à nos fenfations, nos maximes, nos habitudes, &c., font tout le prix de la beauté.

Une vérité que l'on conteftera moins à M. de *Beau-chêne*, eft que l'action des organes féminins fur les nô-tres eft facile à démontrer; mais je ne vois pas pourquoi il n'exifteroit pas un mouvement réciproque, qui fît fen-tir aux femmes la même commotion qu'elles nous donnent. L'impreffion qu'un fexe reçoit de l'autre eft la même, & vient de la même caufe. En fuppofant qu'il n'y en eût pas d'autre que l'électricité, celle de l'homme fur la femme feroit toujours plus forte, puifqu'il a infiniment plus de feu électrique. Je croirois cependant qu'on ne doit pas juger de la force de cette impreffion, par l'action qui en réfulte. Indépendamment des caufes morales & phyfiques qui peuvent détruire & modifier cette action, elle varie felon les circonftances; & ceci n'a pas befoin d'explica-tion pour être entendu, parce que perfonne n'ignore qu'une belle femme & un bel homme font comparables à une table bien fervie, que l'on voit d'un œil différent après, qu'avant le repas. La comparaifon ne doit pas choquer, fi on fait attention que l'amour eft un befoin fi parfaite-

d'art

d'art & plus de foin à les travailler en fecret, avec une forte de myftere , deviennent le centre des fenfations, en recevant & en portant tour–à–tour fur tous les autres organes

---

ment analogue à l'appétit, que la plupart des médecins l'ont défigné par cette dénomination.

L'amour moral eft fi dépendant du befoin phyfique , qu'il en fuit toutes les nuances; & l'imagination , qui a tant de pouvoir fur l'économie animale, ne le doit qu'à ce même befoin.

C'eft le befoin qui produit le defir , & plus ce defir eft vif, moins il permet de choix ; de–là vient qu'un homme préfere fouvent, fans favoir pourquoi, une femme moins belle à celle qui l'eft davantage. Moins preffé, fans doute, il voit plus jufte ; mais le choix de raifonnement , bien différent de l'impulfion d'inftinct, n'eft jamais fuivi de ces crifes favorables qui fuccedent aux mouvemens d'un penchant aveugle & naturel.

Quelques femmes offrent à l'obfervateur tranquille plus de bizarreries que d'autres , parce qu'elles font douées d'une mobilité de nerfs inconnue à la majeure partie de leur fexe; & leurs fens, émus par un objet même rebutant, confervent, quelquefois affez long-tems, l'impreffion qui fe renouvelle à la vue du même objet, & cette impreffion ne diminue qu'avec le befoin qui l'a produite. C'eft ce qui nous perfuade que l'excès & la fatiété du befoin font les feules caufes de toutes les bizarreries en amour, dans un fexe comme dans l'autre.

F

correfpondans, les impreffions de tout ce qui
frappe nos fens. Les commotions, qui réfultent de cette alternative d'action & de réaction, font d'autant plus vives & d'autant plus
promptes, que tout femble contribuer à ajouter à la fenfibilité extrême de ces organes,
leur forme, leur ftructure, leur délicateffe,
leur fituation même. Placés, pour ainfi dire,
au centre du mouvement, au confluent des
plus gros vaiffeaux, à la proximité des nerfs
les plus forts ; intimement unis, fomentés,
ou réchauffés par tous les vifceres où s'o-
pere le grand œuvre de l'élaboration du chyle
& du fang ; arrofés par une multitude de
vaiffeaux de tout genre, lubréfiés par une
infinité de glandes, entourés d'une maffe de
graiffe, foutenus enfin, protégés & comme
défendus par les parties les plus mufculeufes,
& par conféquent les plus charnues, doit-on
être étonné qu'ils aient, non-feulement une
influence marquée, mais encore un empire
abfolu fur toutes les autres parties ? Oui, tous
les phénomenes qui précedent, qui accompagnent & qui fuivent la puberté, nous apprennent que toutes les parties refteroient à

jamais dans un état d'imperfection, si elles n'étoient animées par le feu de cet esprit fécondant, qui sert à déterminer & à soutenir le plus haut degré de leur action & leurs facultés, comme à les reproduire.

C'est dans ce méchanisme admirable qu'il faut chercher la solution de tous les problêmes, qu'offre sans cesse à l'imagination le jeu d'un sentiment qui nous domine, & qui nous entraîne malgré nous, sans s'aheurter à pénétrer un mystere, qui fera toujours le tourment des philosophes. La sagesse est d'admirer ce qu'on ne peut comprendre.

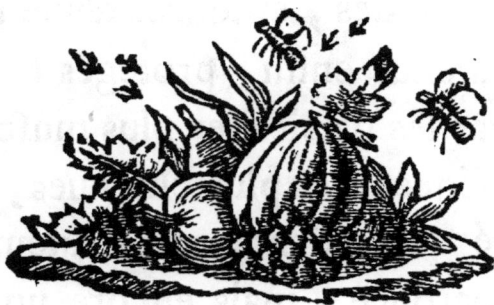

DE
CE QUI SE PASSE
DANS
L'ÉCONOMIE ANIMALE,

Lorſque la Puberté eſt confirmée.

AU moment de la puberté, il ſe fait une révolution étonnante dans l'un & dans l'autre ſexe, tant du côté du phyſique que du côté du moral. L'un & l'autre paroiſſent avec tout l'éclat de la jeuneſſe. Le jeune homme auparavant humble & timide, marque la ſatisfaction qu'il a de lui-même. Il s'annonce avec plus d'aiſance & avec un air de fierté (1). Son corps eſt plein de

---

(1) Nous parlons ici d'un jeune homme conſidéré dans ſon particulier & dans ſon extérieur, indépendamment des haſards & des uſages reçus dans la ſociété. Dans

principes de vie, de feu & d'énergie, & son ame ne respire que le plaisir. Le sentiment intérieur qui l'y pousse, le tourmente par l'embarras du choix de l'objet qui peut le satisfaire.

La jeune fille au contraire est plus discrette, plus réservée & plus composée; tout l'émeut, tout l'agite; ce qui vient de l'embarras qu'elle éprouve à démêler les affections de son ame, qui l'animent malgré elle (1). Elle est comme la rose parfai-

———————————————————

cette situation, il lui arrive souvent, précisément le contraire de ce que nous avançons; c'est-à-dire, qu'il paroît avec un air d'autant plus emprunté, embarrassé & déconcerté, qu'il y reçoit des impressions plus vives par des objets qui le frappent. Tout cela tient beaucoup au caractere, à l'éducation, & à l'usage du monde.

(1) Cette différence de la jeune fille au jeune homme dépend du physique. Il est certain, dit M. *Roussel, Système physique & moral de la femme,* qu'il y a un rapport commun entre le caractere moral de chaque être sensible & sa constitution physique, l'air extérieur, & l'habitude du corps.

La douceur est si généralement propre aux femmes, que cette disposition morale se trouve aussi dans les per-

tement éclofe , fans être entiérement déve‑
loppée , dans fa plus grande fraîcheur ,
parée de fes plus belles couleurs. Comme elle
elle flatte , elle ravit par l'élégance de fa
forme & de fa beauté ; & les charmes de
cetre belle fleur , qui faififfent tous nos fens,
ne font que trop fouvent l'emblême de la
fragilité de ceux que la nature donne à celle
qu'elle deftine pour être la compagne de
l'homme.

Mais comment toutes ces merveilles s'ope‑
rent-elles ? Comment fe font-elles fi promp‑
tement au moment de la puberté ?

A l'époque de la puberté , toutes les par‑
ties parvenues , à peu de chofe près , au
terme de leur accroiffement, ne s'étendent
plus , ou que très-lentement & d'une ma‑
niere très-infenfible ; les fucs nourriciers
qui fervoient à les étendre , s'accumulent
déformais , pour ainfi dire , pour les forti‑

---

fonnes , dont les traits & la conformation extérieure ont
quelque rapport avec ceux de la femme. On remarque
que les hommes d'une conftitution délicate & molle tien‑
nent beaucoup des goûts & du caractere des femmes.

fier dans tous leurs points. De-là celles-ci se renforcent au lieu de s'allonger ; leurs forces & leur action augmentant toujours, augmentent aussi leur solidité & leur ressort. Les os se durcissent, les cartilages se raffermissent, les ligamens & les membranes se resserrent, les membres grossissent, les nerfs se tendent, les muscles s'arrondissent & se fortifient, &c. Les liqueurs parfaitement élaborées, par l'heureux concours de tous les solides, & bien également distribuées, dans tous les points où elles doivent atteindre, s'y fixent, par le degré de chaleur qui les y adapte, s'y agglutinent, & ajoutent à leur ensemble un degré d'embonpoint, qui, en donnant aux traits de justes dimensions, forment les graces extérieures ; tandis qu'elles augmentent les facultés & qu'elles rendent les fonctions plus régulieres, toujours selon la constitution & le genre du sujet.

En effet, à mesure que ce méchanisme s'opere, chaque individu se revêt des attributs qui distinguent les sexes & les tem-

péramens. C'eſt alors que le jeune homme
prend un extérieur mâle & vigoureux,
tandis que la jeune fille prend des formes
délicates & élégantes. Dans celle-ci tout ſe
polit, tout s'adoucit, tout s'arrondit, &
donne de la ſaillie aux traits fins & délicats, qui forment la beauté (1). Cet apa-

***

(1) M. Rouſſel prétend avec raiſon que c'eſt le tiſſu
cellulaire, plus abondant chez les femmes, qui contribue
le plus à la beauté. Nous n'inſiſterons pas ici davantage ſur
cette idée ; nous aurons occaſion de nous y arrêter ailleurs.

Le même auteur prétend auſſi, d'après la Bruyere, que
le caprice eſt le plus ferme appui de la beauté. « Il eſt
» vrai, dit-il, que le caprice eſt peut-être en elles
» (les femmes) une arme qui ſert à déconcerter quelque-
» fois les eſpérances préſomptueuſes & la contenance
» trop triomphante de l'homme, & que dans la loi do
» l'attaque & de la défenſe, établie par la nature entre
» les deux ſexes, c'étoit le plus ſûr moyen de faire va-
» loir le plus foible, & d'entretenir dans le plus fort
» une illuſion qu'une volonté trop décidée de la part du
» premier auroit entiérement détruite. Il falloit réprimer
» des deſirs pour les rendre plus vifs ; ils ſe ſeroient
» éteints ſi on y avoit oppoſé une réſiſtance dont il n'eût
» pas été facile de prévoir la fin. Par le caprice, qui
» n'eſt qu'une détermination momentanée, le but n'eſt
» reculé que pour être mieux atteint. »

nage raviſſant d'un ſexe enchanteur , en ſuppléant à ce qui lui manque de forces ,

---

M. le chevalier de *Chaſtellux* a remarqué (Voyage de l'Amérique , page 164) que la beauté des traits & des formes , la beauté indépendante des graces , du mouvement & de l'expreſſion , ſe trouve plus communément chez les peuples' du Nord , qu'en France & vers le Midi.

J'ai fait la même remarque , avec cette différence qu'il me paroît très - plauſible de croire , qu'outre la forme primitive , le climat , l'éducation , la maniere de vivre , les maximes , les habitudes , & d'autres cauſes accidentelles , contribuent beaucoup à cette diverſité de la beauté.

Dans le Nord , les enfans naiſſent en général plus forts , plus gros , plus gras que dans le Midi. Leur tiſſu cellulaire eſt beaucoup plus fourni. Ils ſont nourris par leurs meres , & beaucoup plus abondamment , quoiqu'ils têtent peut-être moins ſouvent qu'avec des nourrices plus aſſidues & moins occupées. A deux ou trois mois , ſi on en excepte la viande , ils mangent & boivent de preſque tout ce qui eſt en uſage parmi les adultes. Ils ſont expoſés à l'air libre , ſouvent lavés , peu vêtus , ſans gêne , ſans contrainte , jamais tenus à la liſiere , mais traînés dans de petits chariots , ou livrés à leurs propres mouvemens ſur une natte , ou dépoſés , lorſqu'ils commencent à ſe ſoutenir , dans une ſorte de panier d'oſier rond & fort évaſé par le bas , qui va en diminuant ſe terminer ſous les aiſſelles , qui les y retiennent. Ce panier , que les gens aiſés

pour réfifter au fexe oppofé, l'enchaîne par
des appas, qui lui affurent toujours la vic-

---

font imiter par des machines beaucoup plus artiftement
faites, à roulettes ou à couliffes, eft affez léger pour obéir
aux plus pétits efforts.

　La plupart des enfans ainfi élevés ne font dans le premier âge qu'un peloton de graiffe, informes, fans aucun
trait marqué, qui puiffe les faire diftinguer autrement que
par la force de leur enfemble, & des dimenfions plus étendues à mefure qu'ils grandiffent. Cet embonpoint, foutenu
par la température du climat qui ne varie pas affez fenfiblement, même dans les faifons les plus chaudes, pour caufer
une grande déperdition de fubftance, comme dans le midi,
entretient dans les fibres une uniformité de foupleffe qui leur
donne la liberté de s'étendre infenfiblement, & dans des
proportions qui en foutiennent la régularité, fecondée
d'ailleurs par des maximes & des ufages généralement
adoptés dans toutes les claffes des habitans du même lieu.
Peut-être auffi cette régularité fe trouve-t-elle encore
décidée par la févérité des mœurs, & par le calme des
paffions que cet embonpoint favorife, ainfi que les in-
fluences du climat, le ton & l'uniformité des ufages, de
l'éducation, & même du régime.

　Dans le Midi au contraire, fur-tout en France, il y
a des variétés infinies & des différences abfolues à tous
ces égards, non-feulement à raifon du climat qui varie
de proche en proche, mais encore des goûts, qui tien-

toire.——— La peau de cette jeune fille ar-
rofée par des humeurs douces, bien élaborées & par un fang riche & bien diftri-

---

nent peut-être plus à l'impreffion des exemples que donne
la grande fréquentation des étrangers, qu'à la légéreté
naturelle, qui porte à la variété, à l'inconftance, & à l'admiration de la nouveauté. C'eft-là le vrai mobile de la fucceffi-
fion rapide des modes, qui font peut-être un art d'imitation
plutôt qu'un art d'un goût particulier. Il s'enfuit, que
chez des peuples imitateurs rien ne peut être uniforme
ni conftant, puifque tout les frappe, les diftrait, & les
éloigne de la réfléxion, en les tranfportant, pour ainfi
dire, hors d'eux-mêmes, jufqu'à ce que l'expérience les
ait inftruits des inconvéniens qu'ils ne fe preffent même
pas d'éviter, tant qu'ils ont à craindre le prétendu ridicule de ne pas faire comme tout le monde.

Le corps, comme l'efprit, fans ceffe foumis à une vi-
ciffitude de mouvemens & de contraftes, doit néceffairement porter l'empreinte de la violence & de la gêne qu'il
éprouve, puifque c'eft une des principales caufes qui le
modifient. Ajoutez à tout cela que, dans le Midi, par une
fuite néceffaire de l'état des peres & des meres, qui ont
été ainfi élevés, les enfans naiffent en général moins forts,
moins gros, moins gras, mais plus vifs, mieux proportionnés, & par conféquent plus jolis. A un an, la plupart font réellement de petites mignatures, dont la jufte

bué, fine, douce, bien nourrie & moël-
leufe, repréfente ce doux mélange de lys
& de rofes, qui fait la belle carnation. Le
mouvement régulier de fes humeurs entre-

---

proportion & la régularité des traits raffemblent, fous
différentes formes, tout ce que la beauté a de plus pi-
quant, de plus agréable & de plus flatteur. Il eft vrai
que cette beauté ne fe foutient que jufqu'à 7 à 8 ans, &
qu'il eft rare qu'elle fe conferve dans les filles jufqu'à la
puberté. Si on cherche la raifon de ce changement, il n'eft
pas auffi difficile qu'on le croit de la trouver. Plus une
chofe eft belle & réguliere en petit, moins elle doit l'être
en grand, à moins que chaque partie ne s'étende, en tout
fens, dans des proportions exactes relativement aux autres. Or, c'eft ce qui n'arrive pas ordinairement dans le
Midi, à caufe des déperditions exceffives qu'on y fait; & c'eft
ce qui arrive, par la raifon du contraire, dans le Nord.

Les enfans ne font d'abord fi jolis, dans le Midi, que
parce que leur tiffu cellulaire moins fourni, fe trouvant
dans des proportions exactes avec les autres parties, leur
donne le degré de faillie qui leur convient. Ils fe foutiennent dans cet état, tant que l'innocence & les foins
les tiennent à l'abri des caufes accidentelles qui peuvent troubler la marche mefurée de la nature. Dès qu'ils
commencent à grandir, les contrariétés, la gêne, l'affu-
jettiffement, & les tourmens que comportent les foins d'une
éducation plus dirigée à l'agréable qu'à l'utile, joints à

tient dans l'intérieur une douce chaleur qui fomente & anime peu-à-peu fon cœur. Bientôt il en réfulte un feu qui l'agite & produit dans fon ame ces émotions variées de pétulance, de gaieté, de vivacité, de joie & de mélancolie, qui, quoique dé-guifées fous le voile de la réferve, de la modeftie, de la timidité, quelquefois même de l'inquiétude, annoncent la plus noble des paffions. Toutes ces difpofitions intérieures qui partent des affections de fon ame, fe trouvant parfaitement à l'uniffon avec les fonctions de fon corps, fe ma-nifeftent enfin par l'accroiffement fubit du fein, & par cette éruption qui confirme que le vœu de la nature eft accompli, &

---

la déperdition qu'occafionnent l'accroiffement & les in-fluences du climat, leur font éprouver des changemens qui les rendent méconnoiffables. Cet état de gêne ne fait qu'augmenter jufqu'à ce que l'éducation foit finie. Par con-féquent, c'eft, comme le dit M. le chevalier de *Chaftellux*, depuis 20 ans jufqu'à 25 que doit s'opérer le développement des traits, & que s'achève l'ouvrage de la nature, fi toutefois il n'eft pas dérangé par les maladies, & fur-tout par les fuites morales & phyfiques du mariage, &c.

que le superflu a une destination particuliere. Dès-lors tous les charmes de cette
jeune fille passent bientôt au dernier degré
de perfection. Sa contenance est plus noble,
son maintien plus assuré, son esprit plus
étendu & plus réfléchi, sa voix plus mé-
lodieuse, son regard plus tendre, ses manieres plus attrayantes ; enfin, par l'heureux
assemblage de toutes les qualités du corps
& de l'esprit, dont elle se pare, elle réunit
les jeux, les graces & les ris qui captivent
les cœurs.

Le jeune homme, au contraire, animé
d'un feu plus violent, à raison de la su-
périorité de sa force, perd dans les mêmes
proportions de cette blancheur, de cette
mollesse des chairs & de la délicatesse des
traits, qui jusqu'alors, auroient pu faire
méconnoître son sexe. Ces mêmes traits
grossissent, sa peau devient plus rude, elle
se couvre de duvet, son menton se couvre
de barbe, sa voix devient plus grave, sa respiration plus forte, ses muscles plus nerveux, son ame plus grande & plus hardie,
toutes ses facultés plus étendues, & ses ré-

folutions plus décidées. Il a la contenance
plus ferme, l'œil plus vif, le regard fier, le
fon de voix mâle & fonore, les levres ver-
meilles & toute la forme extérieure de fon
corps fort animée & bien prononcée. L'efprit eft gai, l'imagination vive, la penfée
prompte, la joie & l'allégreffe peintes dans
tous fes mouvemens. Heureux moment ! Si
les paffions encore affoupies dans le filence,
mais prêtes à s'éveiller, par la furprife que
leur impriment, pour ainfi dire, les objets
qui doivent les animer, ne venoient point,
en s'entrechoquant, détruire cette belle harmonie, qui ne peut réfifter à leur feu,
qu'autant qu'elles font bien ménagées. Les
foins qu'elles exigent, dans la maniere de
diriger le moral, pour en éviter les premieres impreffions, qui font le plus à redouter, ne font pas moins importans, que
ceux qu'il faut donner au phyfique, pour
prévenir, écarter ou remédier aux inconvéniens & aux accidens qui traverfent, re-
tardent ou empêchent la puberté. C'eft pourquoi il eft d'autant plus effentiel de veiller

avec la même attention fur, le moral & fur le phyfique, que les mêmes caufes qui, de part & d'autre, nuifent à la puberté, nuifent auffi au tempérament, qui fe déve-loppe en même tems, & qui prend, à cette époque, le caractere qu'il doit avoir pour le refte de la vie.

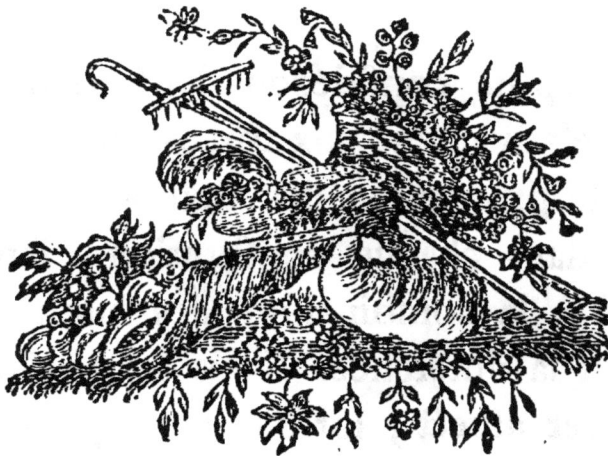

DU

DÉVELOPPEMENT

DU TEMPÉRAMENT,

*Et de l'Influence qu'il a sur la Puberté,
dans l'un & dans l'autre Sexe.*

Nous ne confidérons ici le tempérament que relativement aux forces qui réfultent de la jufte proportion des liquides & des fólides dans chaque conftitution, fans avoir égard à la combinaifon des humeurs, qui en fait la différence. Nous le confidérerons fous cet afpect, lorfque nous parlerons des avantages & des défavantages de chaque conftitution.

La puberté eft l'époque, où le tempérament prend le caractere qu'il doit avoir dans la fuite, comme elle eft le terme de l'accroiffement ; l'un accompagne l'autre,

G

comme l'un influe fur l'autre, car le tempérament hâte ou retarde la puberté, & la
puberté fortifie le tempérament, l'altere ou
le détruit, felon qu'elle eft bien ou mal dirigée. Reprenons les chofes d'un peu plus
haut, pour les rendre plus fenfibles.

Nous avons dit que le tempérament dans
le bas âge, étoit prefque le même dans tous
les individus. Cela eft vrai, en prenant les
enfans dans leur enfemble, car ils ont
tous, les humeurs également imparfaites, &
toutes leurs parties font également tendres,
molles ou fans beaucoup de confiftance. C'eft
pourquoi dans le langage ordinaire, on dit
qu'un enfant eft fort ou foible, délicat ou
robufte ; mais on ne dit pas qu'il eft fanguin, bilieux, atrabilaire ou phlégmatique.
Cependant, à examiner la chofe de plus près
& ftri&ement parlant, on ne peut pas dire
qu'un enfant qui a la peau très-blanche, très-
nourrie, le teint très-vermeil avec des yeux
bleus, très-vifs, ait la même conftitution
que celui qui a la peau très-brune, le teint
olivâtre, & les yeux noirs ou d'un gris
cendré. Celui qui tient le milieu entre ces

deux extrêmes, doit avoir auffi une conftitution différente de l'un & de l'autre ; & celui qui a la peau blanche, mais d'un blanc mat & le teint pâle, avec des yeux bruns & languiffans, a très-certainement une conftitution différente de celle de chacun des trois autres [1].

Ces quatre nuances doivent être donc regardées, comme le principe de la conftitution particuliere de ces enfans, qui fe fortifie avec l'âge, à mefure que les humeurs fe perfectionnent & que les folides acquierent de la fermeté & de la confiftance. Cela eft fi vrai, que fi ces enfans n'éprouvent point d'échec, ni de contre-tems, qui changent le fond de leur conftitution primitive, l'un devient réellement fanguin, l'autre bilieux ;

---

[1] Je fuis très-porté à croire, que cette premiere différence vient de la nature des rudimens des premieres molécules dont l'embrion eft formé, & que les nuances qui y arrivent dans la fuite, quoique relatives à l'état des humeurs, & à la conftitution du pere & de la mere, font infiniment variées par le climat, la nourriture, l'éducation, & les accidens auxquels chaque individu eft expofé.

celui-ci atrabilaire & celui-là phlegmatique ,
parce que ces nuances prennent de l'intenfité , à
mefure que le corps fe développe , mais par
des degrés fi infenfibles , qu'on ne fait la
différence des uns aux autres , que par
l'état des forces. De-là vient , qu'on dit
qu'un enfant eft d'un tempérament fort ,
ou d'un tempérament foible , fans autre
diftinction , ou fans autre reftriction.

Or donc, quoique le tempérament fe def-
fine , pour ainfi dire , d'une maniere fi im-
perceptible , qu'on ne puiffe pas en faire
d'autre différence , jufqu'à ce que le corps
ait pris , à-peu-près , tout fon accroiffement , l'état des forces ne contribue pas
peu à faire juger du caractere qu'il aura ,
& le tems où il fe développera d'une maniere à ne pas s'y méprendre. Cette époque
eft en effet toujours plus ou moins rappro-
chée ou retardée , felon le degré des forces
de toutes les parties & felon le concours
des caufes qui les favorifent , ou qui nuifent
à leurs progrès. Auffi remarque-t-on que les
enfans qui ont un tempérament fort , font
beaucoup plus précoces que ceux qui font

foibles (1). Dans l'un & dans l'autre cas, le tempérament s'altere ou change facilement : dans le premier, parce qu'il se fait une déperdition des sucs nécessaires pour soutenir l'énergie des parties ; dans le second, parce que la substance particuliere qui donne essentiellement cette énergie, manque dans le moment où la nature en a le plus de besoin, pour consolider son ouvrage. La puberté est pour ainsi dire le moment de l'équilibre. Il faut peu de chose pour le déranger. Tout est alors de la plus grande conséquence. Vers cette époque, les jeunes gens sont sujets à beaucoup d'incommodités, qui sont très-passageres, lorsqu'ils sont bien conduits, & qui tournent très-mal, pour peu qu'on s'écarte du but de la nature.

---

(1) Nous parlons ici en général. On sait bien qu'il y a des enfans foibles très-précoces ; mais c'est une maladie. C'est le jeune arbre qui produit des fleurs avant d'avoir pris racine ; c'est le fruit qui mûrit avant d'avoir pris son accroissement, ou hors de saison. L'un & l'autre périssent, ou restent chétifs. Nous reprendrons cette idée ailleurs : les répétitions ne doivent pas ennuyer lorsqu'elles sont utiles.

Si on y fait un peu d'attention, il fera aifé de remarquer, que, vers l'époque de la puberté, la plupart des jeunes gens, qui jufqu'alors ont été gros, gras, forts, bien portans à tous égards, & de la plus grande efpérance, dépériffent tout-à-coup ; & qu'au contraire, ceux qui étoient fréles, délicats & malingres, prennent affez rapidement de la confiftance, de la force & de l'énergie. C'eft du développement du tempérament que cela dépend, & des premieres impreffions qu'il fait fur le phyfique & fur le moral, felon que ces impreffions font bien ou mal dirigées (1). Ces impreffions font toujours plus fenfibles chez les filles que chez les garçons.

_____

(1) Si un jeune homme s'abandonne à fes penchans, & fuit les defirs que nous infpirent les premieres impreffions du tempérament, il eft perdu, tel fort qu'il foit ; fi au contraire ce premier feu eft bien ménagé, il fe fortifie, & fa conftitution change à fon avantage. Le pas eft gliffant ; c'eft l'ouvrage du moment. La premiere impulfion donnée, le bien ou le mal fait des progrès fi rapides, qu'ils étonnent. C'eft à cette époque qu'il faut rapporter tous les changemens extraordinaires, qui fe font dans la jeuneffe, & dont on s'occupe rarement avec toute l'attention qu'ils exigent.

Elles maigriffent, elles fe deffechent, elles fe décolorent, au point qu'elles contractent une maladie qui leur eft particuliere, qu'on appelle les pâles couleurs, qu'on ne remarque pas dans l'autre fexe. Nous ne fuivrons pas plus loin les autres altérations qu'elles éprouvent, nous les reprendrons, après avoir examiné les accidens qui traverfent la puberté, dans l'un & dans l'autre fexe en général.

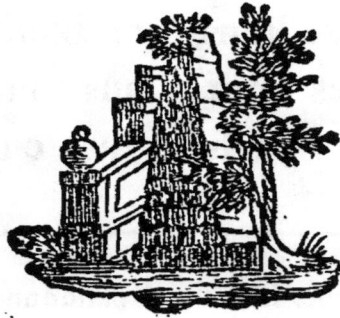

DES INCONVÉNIENS

ET DES ACCIDENS ORDINAIRES

DANS LE TEMS

DE LA PUBERTÉ,

Également nuisibles à l'un & à l'autre Sexe.

Tous les momens de la vie de l'homme font exposés à différens accidens, que des caufes particulieres à chaque âge favorifent. Les jeunes gens les plus forts, les mieux conftitués, n'en font pas plus à l'abri que les autres. C'eft fur-tout dans le tems qui précéde, qui accompagne & qui fuit la puberté, qu'ils font fujets à une multitude d'inconvéniens, qui naiffent de l'action même qui prépare cette grande révolution. Le choc qui réfulte de la rapidité du mouvement des liquides & de la résistance des solides, trouble souvent les fonctions les plus\importantes. On n'a pas la même souplesse que de coutume, la même légéreté, la même vivacité; l'appétit se rallentit, les digestions se font mal, le sommeil est interrompu, trop profond, lourd ou accablant; les évacuations sont irrégulieres; du moment que les excrétions & les secrétions sont altérées, ces incommodités s'aggravent & se multiplient; on est abattu, les membres sont engourdis; on souffre de l'estomac; on a des douleurs aux lombes; on est essouflé au moindre mouvement; on se plaint d'étourdissemens & de vertiges passagers; on est absorbé; tout le corps est accablé; la tête est lourde & pesante; on a des mouvemens fébriles, la fievre même, quelquefois assez violente, &c.

Telles sont les incommodités générales qui résultent du défaut d'harmonie entre les solides & les liquides, & dont il seroit difficile de connoître la cause, si on ne faisoit pas attention (1) à la circonstance du moment & à l'état du sujet.

_____

(1) Fait-on souvent cette attention ? Je le demande.

Le grand art de remédier à toutes ces incommodités & d'en prévenir les suites, c'est d'assouplir les solides & de calmer les liquides. Ce sont les indications générales qui se présentent toujours dans les jeunes gens, & il n'est pas possible qu'elles ne s'y rencontrent, à l'époque dont nous parlons. Tout est alors en action dans la nature. Les liquides entrent facilement en effervescence, les solides sont de la plus grande irritabilité; le moindre excès de part ou d'autre doit nécessairement produire quelqu'un des dérangemens dont nous venons de parler, & il est très-possible qu'ils se succedent les uns aux autres, si on n'y remédie pas de bonne heure, ou si on se trompe dans le choix des moyens. Il peut même en arriver de plus graves, pour peu que la situation du sujet y

_____

J'ai quelquefois entendu parler de puberté dans les couvents de filles ; mais, depuis 30 ans que je fais la médecine en grand, jamais je n'ai entendu prononcer ce mot dans les pensions, dans les colléges, dans les séminaires, ni dans les communautés d'hommes, ni dans le public ; & il n'y a pas de jour où tous ceux qui sont chargés du soin de la santé des jeunes gens, n'aient quelque question à faire à ce sujet.

prête ; car, s'il se trouve une partie foible,
l'effort qui résultera du choc des liquides &
des solides, portera sur cette partie, & y
produira des désordres plus ou moins grands,
selon que cette partie sera plus ou moins en
état d'y résister. De-là il arrive, que non-seulement la marche de la nature est arrêtée, que
le développement & l'accroissement des organes ne se fait pas, mais encore que les fonctions se dérangent, que les principaux visceres s'alterent. Aussi, voit-on alors beaucoup
de jeunes gens dépérir sensiblement, être sujets à des maladies graves & fréquentes,
contracter facilement celles qui régnent, ou
des vices particuliers dans les visceres, comme
la pulmonie & les obstructions, qui les mi-
nent sourdement, & qui les font périr, ou
enfin qui changent absolument leur constitution.

Examinons maintenant comment cela arrive, ou peut arriver.

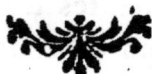

CAUSES

DES

ACCIDENS ORDINAIRES

AUX JEUNES GENS

DE L'UN ET DE L'AUTRE SEXE,

Aux approches de la Puberté.

LORSQUE l'action des liquides n'eſt pas dans une juſte proportion avec la réaction des ſolides , ou , ce qui eſt la même choſe, ſi les liquides l'emportent ſur les ſolides par la rapidité & par l'impétuoſité de leur mouvement , ils forcent ou déchirent l'orifice des vaiſſeaux capillaires , & produiſent des hémorragies , ou des hémoptyſies toujours graves , & ſouvent funeſtes , quand elles ſont abondantes , ou qu'elles deviennent fréquen-

tes. Le premier effet de cet accident eſt la
diminution ſubite des forces, qui a toujours
des ſuites fâcheuſes ; le ſecond eſt l'appauvriſſement des humeurs, d'où ſuit la débilité & l'atonie ; le troiſieme, la dégénéreſcence des ſucs nutritifs qui pervertit tout ;
le quatrieme enfin, la ſtagnation & la ſup-
puration dans les parties léſées, qui les détruiſent plus ou moins promptement.

Si au contraïre les ſolides réſiſtent trop
aux liquides, ceux-ci réfluent, néceſſairement, ſur les viſceres qui offrent le moins
de réſiſtance. Ils s'y accumulent, ils s'y fixent ;
De-là les ſtaſes, les empâtemens, les engorgemens, & enfin les obſtructions, dont
on connoît aſſez les ſuites fâcheuſes.

Le moindre inconvénient qui puiſſe réſulter de tous ces accidens, eſt une longue ſuite
de remedes, & une grande variété, ou au
moins une gêne dans le régime, qui, malgré
tous les ménagemens poſſibles, doivent néceſſairement porter quelque atteinte à la nature, dans un moment où elle a beſoin de

toute fon énergie & d'une grande abondance
de fucs , pour donner à toutes les parties
le degré de confiftance qu'elles ne peuvent
plus acquérir, lorfque ce moment eft manqué.

Il n'y a pas moins d'inconvéniens à craindre , lorfque la nature eft inactive , foible,
languiffante. Tout fe faifant avec lenteur , la
puberté eft non — feulement retardée , mais
encore traverfée par tous les dérangemens
qui fuivent naturellement de la molleffe &
de la flaccidité des folides , de la lenteur , de
la vifcofité & de l'imperfection des humeurs.
Dans cet état , il y a toujours une furabondance d'humeurs crues & indigeftes , qui rendent toutes les facultés fort bornées , & toutes les fonctions fort irrégulieres. Les digeftions fur-tout font toujours fi difficiles & fi
lentes, que le chyle , par fes mauvaifes qualités , ne fait qu'accroître la caufe du mal ;
c'eft — à — dire , cette humidité furabondante
qui entretient l'apathie dans le moral , la pa-
reffe & l'inaction dans le phyfique. Les folides , étant trop abreuvés , rendent la circulation lente ; dès — lors , tout fe convertit en

excrémens, &, faute d'efprits propres à animer ce feu fi néceffaire dans la jeuneffe, tout
languit. L'enfance devient éternelle, &
l'homme refte au moins imparfait, fi tant eft
qu'il ne foit pas affailli de toutes les infirmités, qui menent rapidement à la vieilleffe,
ou au tombeau, fans avoir connu aucunes
douceurs de la vie.

Dans cet état, les vifceres font toujours
empâtées, toutes les glandes plus ou moins
engorgées, & fouvent tuméfiées ; ce qui entretient une difpofition très – prochaine aux
affections *catarrhales*, aux fluxions de toute
efpece, au *rachitis*, à la *gibbofité*, aux *écrouelles*, au *fcorbut*, & à toutes les maladies hu-
morales, & fur – tout aux fievres intermittentes, qui feroient fouvent d'un grand fecours, fi elles étoient bien ménagées.

Cet engorgement habituel des glandes eft
rarement fans des fuites fâcheufes. Les humeurs qui y croupiffent s'y alterent fi bien,
qu'elles produifent tôt ou tard des dépôts,
des fuppurations rebelles, & quelquefois des

humeurs froides, qui réſiſtent à tous les remedes, ou qui laiſſent, au moins après elles,
des calloſités, ou des cicatrices très – diffor-
mes & très – déſagréables ; ſouvent même le
vice écrouelleux acquiert un tel degré d'inten-
ſité , qu'étant reſté ſeulement aſſoupi, lorſqu'il a paru détruit , il renaît dans la génération ſuivante.

Sans paſſer à ces extrêmes, il y a beaucoup d'autres incommodités intermédiaires
& plus ordinaires, qui nuiſent preſque autant
à la puberté , & qui alterent inſenſiblement
la conſtitution des jeunes gens. Il y en a un
très – grand nombre qui ſont ſujets aux migraines , aux rhumes , aux fluxions , aux éré-
ſipeles , aux clous , à la galle , & à d'autres
éruptions cutanées, aux maladies vermineuſes;
il y en a auſſi qui ſont ſi ſuſceptibles de toutes les injures , & des variations du tems ,
qu'ils ſont preſque toujours incommodés. La
plupart éprouvent les maladies de chaque ſaiſon , ou ne s'en garantiſſent qu'à force de
ſoins. Ils ſont ſur–tout très–ſujets aux fièvres
intermitttentes , qui deviennent elles–mêmes
le

le plus souvent une source féconde de beaucoup d'autres maladies , plus graves & plus
rebelles. Il y en a enfin que le moindre changement , le moindre excès, la moindre chose
inusitée dérange , & les assujettit à des précautions & à des privations, qui sont elles-
mêmes des incommodités.

En supposant que tous ces accidens & ces
inconvéniens n'aient aucune suite fâcheuse,
& qu'ils se terminent constamment de la maniere la plus favorable, ils laissent toujours,
sur les solides & sur les liquides, une impression qui est de la plus grande conséquence.
Dans l'économie animale , les altérations les
plus légeres nuisent essentiellement aux visceres , lorsqu'elles se répetent souvent. Il
n'est donc rien de si important que de veiller
les jeunes gens de très – près dans l'âge de
puberté , non – seulement à cause de cette
multitude d'accidens , qui peuvent résulter
des efforts même de la nature , mais encore
à cause du retard qu'elle éprouve dans son
opération. Elle est toujours moins réguliere,
lorsqu'elle ne se fait pas de suite , & elle est

toujours très - imparfaite, lorsque les ressorts
de la machine sont affoiblis par les souf-
frances, & les humeurs appauvries par les
remedes, dont les meilleurs sont rarement
sans inconvéniens à cet âge.

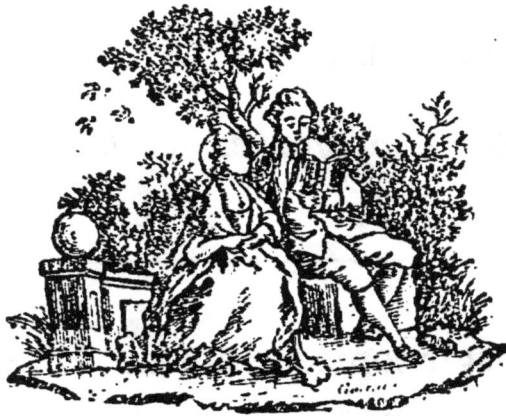

INDICATIONS

ET

VUES CURATIVES,

DANS LES ACCIDENS ORDINAIRES

AUX JEUNES GENS

DE L'UN ET DE L'AUTRE SEXE,

Aux approches de la Puberté.

Pour agir conféquemment, le point eſſentiel eſt de pourvoir aux premiers dérangemens par les reſſources même de la nature, qui ſont alors auſſi efficaces qu'abondantes. Il ne s'agit donc que d'en faire le choix, ſelon le beſoin, qui les indique toujours d'une maniere aſſez ſenſible, pour que l'on ne puiſſe pas faire de grandes erreurs, ſi on fait la plus légere attention à la conſtitution & à la maniere de vivre du fujet; car c'eft particuliérement fur ces deux points que les vues curatives doivent toujours porter.

Ainfi , du moment qu'on s'apperçoit qu'une jeune perfonne eft un peu dérangée, ou qu'elle fe plaint de quelqu'altération , même fans la défigner , au lieu de recourir aux remedes , comme c'eft affez l'ufage , pour les enfans qui font chéris , & fur-tout pour ceux qui font l'efpoir des grandes familles , le premier foin doit être de confidérer la conftitution en général , l'état des folides & des liquides en eux – mêmes , & relativement les uns aux autres , la maniere de vivre , & les habitudes du fujet. En oppofant alors les contraires aux contraires , quelle que puiffe être d'ailleurs la caufe du dérangement de la part des chofes qui lui font étrangeres , telles que les influences du tems ou de quelque circonftance accidentelle , il n'y a point de doute que ce dérangement , pris d'auffi bonne heure , ne fe diffipe très – promptement.

Si donc un jeune homme bien conftitué , qui approche ou qui touche à la puberté , a le visage animé, les yeux gorgés, larmoyans, ou ternes & abattus; s'il se plaint d'avoir la tête embarrassée & pesante, soyez sûr qu'il y a en général, une gêne dans les fonctions, provenant de la résistance que s'opposent mutuellement les solides & les liquides; &, quelle que puisse être d'ailleurs la cause qui influe sur cet état, n'hésitez pas un instant à relâcher les solides, & à calmer le mouvement des liquides. Dans tous les cas, vous donnerez plus d'aisance à l'action des uns & des autres; &, de plus, vous vous appercevrez bientôt par-là de ceux d'entr'eux qui péchent à l'égard des autres, ou du degré d'influence que pourroit y avoir quelqu'autre cause particuliere. Si de cet examen, ou de cette attention, il résulte qu'il y ait trop d'abondance dans les humeurs, comme cela arrive souvent, modérez le régime, rendez-le plus aqueux, moins substantiel, multipliez les exercices, ou soutenez-les plus long-tems, tout rentrera bientôt dans l'ordre.

Si un jeune homme, en pareille situation, également fort, également vif & bien portant, mais moins gros, moins replet, plus éfilé & plus

nerveux, éprouve les mêmes accidens, foyez
fûr que ce font les folides qui péchent ; il
n'en faut pas pour cela moins infifter fur les
délayans & fur les relâchans, comme les deux
plus puiffans moyens de calmer l'érétifme des
vaiffeaux, qui, dans ce cas, entretient la
fougue des humeurs. Il faut auffi moins chercher à diminuer le volume de celles-ci, parce
qu'elles ne font pas furabondantes ; elles ne
font que trop agitées, en raifon de la trop
grande tenfion, & de l'excès de la vibratilité des folides, qui, par des ofcillations très-
fortes, & trop fouvent répétées, leur impriment un mouvement trop rapide, qui, de
fon côté, tient les folides dans un degré de
dilatation, qui les force à fe roidir & à fe
tenir, pour ainfi dire, dans un état de fpafme.
C'eft ce fpafme qui produit la gêne & l'embarras d'où réfultent tous les inconvéniens
énoncés... Dans ce cas, il faut donc moins
infifter fur la variété des exercices & fur la
diminution du régime, que fur fes qualités
délayantes. Il fuffit de relâcher les folides, de
les calmer, pour appaifer la fougue des humeurs, fans en diminuer le volume.

Si au contraire on a affaire à un jeune homme qui tienne le milieu entre les deux précédens, c'est-à-dire, qui soit auſſi-bien conſtitué, quoique moins fort, moins vif, moins animé, moins ſuſceptible d'irritation & d'agacement ; il ne s'agit alors que d'augmenter le mouvement, ſans rien changer au régime. Les liquides & les ſolides ſont dans de juſtes proportions ; mais les uns & les autres n'ont pas un degré d'action ſuffiſant, pour que les ſécrétions & les excrétions ſe faſſent avec liberté. Dès-lors, les ſucs s'accumulent, & forment une ſurcharge qui gêne les fonctions. Cet état ne ſauroit ſubſiſter long-tems, ſans qu'il en réſulte quelque altération dans les humeurs, & qui, de la plus légere indiſpoſition, pourroit faire une maladie très-grave. Aidez les ſécrétions & les excrétions par un mouvement étranger, par tous les exercices qui peuvent les favoriſer, & le danger ſera bientôt diſſipé.

Plus le ſujet eſt lent, tranquille, & inactif par état, par goût, ou par habitude, plus il faut multiplier les moyens qui peuvent ajouter au mouvement, toujours en proportion de fes forces & de fon énergie ; & la mefure de ce mouvement doit être réglée fur l'état refpectif des folides & des liquides, de forte que fi les uns font trop tenus, trop fluides, trop aqueux, tandis que les autres font trop fouples, trop flexibles, & à un degré de molleffe qui approche du relâchement, non-feulement il faut infifter de plus en plus fur le mouvement ; mais encore il faut le feconder par tous les moyens néceffaires, & fur-tout par le régime. C'eft un puiffant moyen lorfqu'il eft bien choifi, pour ajouter au ton des folides, & à la confiftance des liquides, qui péchent également les uns & les autres par la cohéfion de leurs parties, lorfque la conftitution ne porte point au degré de mouvement & de chaleur qui leur eft néceffaire, pour les affimiler, & leur donner la perfection qui établit de juftes rapports entre eux.

Dans tous les cas, toutes ces incommodités, toutes ces altérations, tous ces dérangemens doivent être regardés, moins comme un état de maladie, que comme une fuite néceffaire & dépendante de la conftitution des fujets.

En effet, aux approches, ou dans le moment de la puberté, tout étant dans l'effervescence & dans l'érétisme, il est presque impossible que le travail de la nature se fasse sans inconvéniens. L'homme est exposé à tant de causes nuisibles, dépendantes de sa propre constitution & des choses qui l'environnent, il est si sensible, qu'il doit nécessairement en ressentir les impressions. Mais il sembleroit n'être né que pour être malade, s'il n'étoit pas en état de résister à l'influence de la plupart de ces causes, & si la nature n'avoit pas des ressources pour en balancer, ou pour en réparer les mauvais effets par elle-même, ou aidée des plus légers secours. L'art lui-même ne seroit qu'un mal de plus, si la simplicité de ses moyens ne suffisoit pas pour remédier à la plupart des dérangemens, qui sont inséparables d'une machine si frêle & si compliquée. C'est dans cette propriété, dans cette aptitude, dans cette faculté qu'ont les corps organisés de se rétablir par eux-mêmes, que consiste le merveilleux de leur structure. Il en est du corps humain comme d'un vaisseau, qui se briseroit au moindre choc, si,

par la liaifon & par les proportions de fes
parties, il n'étoit pas en état de fe prêter
aux mouvemens oppofés qu'il doit néceffairement éprouver au milieu d'une mer agitée,
ou fi, par la maniere de le conduire, il n'é-
toit pas en état de réfifter aux mouvemens
les plus violens quand il eft bien dirigé. Il
n'en eft pas moins vrai, qu'à force d'éprouver ces mouvemens, fes parties fe relâchent,
fe disjoignent, & s'ufent enfin fi bien, qu'il
n'exifteroit pas long-tems, fi l'art ne venoit
au fecours pour réparer le dommage, lorfqu'il eft porté à un certain point; mais ces
fecours feroient appliqués le plus fouvent
fans fuccès, fi les parties principales n'étoient
pas dans leur intégrité, ou du moins fans
être notablement endommagées. Il en eft de
même de la machine humaine, tant que les
parties principales font dans leur intégrité,
ou fans léfion effentielle, les grands moyens,
les grands fecours font fuperflus; c'eft dans
la maniere de la conduire qu'il faut chercher
fa confervation.

Si, pour éluder la comparaifon, on nous
difoit qu'il ne peut pas y en avoir entre une

machine groſſiere & le corps de l'homme,
nous dirions que, par une juſte compenſa-
tion, cette machine ſi délicate & ſi frêle a
infiniment plus d'avantages, que tous les chef-
d'œuvres de l'art ; pour s'en convaincre, il
n'y a qu'à jeter un coup – d'œil ſur toutes les
productions de la nature en général, comparées avec les inventions humaines. Conſidérez parmi cette prodigieuſe quantité de végétaux & d'animaux, les différentes eſpeces,
les différens individus même, vous verrez que
le plus petit comme le plus grand a ſes avantages & ſes déſavantages, depuis l'inſecte
juſqu'à l'éléphant, & depuis le chêne juſqu'au
myrthe. Tout eſt peſé, tout eſt balancé,
tout eſt proportionné dans la nature ; chaque
être a ſes rapports., ſes propriétés, ſes contraires : c'eſt à en tirer tout l'avantage poſſible, que conſiſte tout l'avantage des arts
conſervateurs. C'eſt donc dans la nature
même, c'eſt-à-dire, dans la conſtitution de
chaque individu, qu'il faut chercher les moyens
de le conſerver ; & c'eſt dans la jeuneſſe,
c'eſt dans le printems de ſa vigueur que ſes
reſſources ſont infinies. Son deſſein, ſon ac-

tion, son but, tout en elle tend à la conservation. Examinons de plus près sa marche, dans les sujets que nous avons pris pour exemple, il ne restera plus aucun doute sur cette vérité.

Nous avons conclu que dans le premier sujet, les liquides l'emportoient sur les solides ; que dans le second, les solides l'emportoient sur les liquides ; que dans le troisieme, les liquides & les solides manquoient de ce degré d'énergie remarquable dans les deux premiers, & que le quatrieme péchoit également par un défaut d'action dans les liquides, & de force dans les solides. En les supposant maintenant au même âge, & dans les mêmes circonstances, il nous sera aisé de voir les avantages & les désavantages de chacun en particulier.

Dans le sujet pléthorique, il y a toujours un penchant à la surabondance de toutes les humeurs. Le sang est plus riche, toutes les parties mieux nourries, acquierent de plus fortes dimensions, ou plus d'extension ; & il en résulte un degré d'embonpoint qui entretient la souplesse des fibres, & qui favorife la liberté des mouvemens. Cependant , comme tout eft plein de feu & d'activité, il y a une difpofition très-prochaine aux engorgemens , aux ftafes, aux embarras ; cet état eft moins un état de maladie , qu'un excès de fanté qui auroit les mêmes inconvéniens , fans de fages précautions qu'il eft facile de mettre en ufage pour les prévenir (1). On doit fentir que ces précautions confiftent à diminuer la maffe des humeurs par une nourriture moins abondante , moins fucculente , par des boiffons plus délayantes , par un travail plus fort , par des exercices plus foutenus , par la diminution du fommeil & par tout ce qui peut favorifer les évacuations naturelles ; fur-tout la tranfpiration. Tant que celles-ci feront en proportion de la maffe générale des humeurs , toutes les fonctions feront

---

(1) Hippocrate dit qu'on n'eft jamais fi près de la maladie, que lorfqu'on eft au plus haut degré de fanté ; & il en donne la raifon en ajoutant que, comme la nature ne peut pas aller plus loin, ni refter inactive, il faut qu'elle faffe un pas en arriere.

dans l'ordre. S'il y en a quelqu'une qui
foit lente, tardive, difficile ou fufpendue,
le trouble fe manifefte par-tout, & on fent
d'avance, d'après ce que nous venons de
dire, quels font les premiers moyens que
l'on doit employer.

Si dans ce moment on a recours à l'art,
à des moyens actifs, d'une fimple indifpo-
fition, d'une incommodité paffagere, il·eft
certain qu'on en fera une maladie grave.

Principiis obfta, ferò medicina paratur, &c.

Si on faigne, fi on purge, tandis qu'il
n'eft queftion que d'une fouftraction de nourriture, on jettera tout dans le défordre. Ce
font des moyens violens, qui, en oppofant
un nouvel obftacle à la nature, l'abattront
ou l'irriteront davantage, & fes efforts redoublés dans le trouble, augmenteront le
défordre, animeront le feu·& porteront
l'incendie par-tout. Si vous multipliez les
fecours dont elle n'a pas befoin, vous l'ac-
cablerez & elle fuccombera; ou, fi par
événement, elle triomphe, ce ne fera que
par l'épuifement de toutes fes reffources.

Elle restera foible & languissante ; elle n'achevera point son ouvrage, ou ne le fera qu'imparfaitement ; & d'un sujet de la plus belle espérance, on en fera un homme chétif, foible & délicat, ou qui n'aura tout au plus que de l'apparence.

Tous les soins, dans ce cas, doivent donc tendre à diminuer le volume des humeurs & à relâcher les solides, sans employer de moyens étrangers, sur-tout ceux qui sont en état d'exciter la nature ; elle n'a pas besoin d'être aiguillonnée, il ne faut que la seconder légérement, ou l'inviter à agir. La plus légere impulsion suffit, tant elle est prompte & sensible ; des secours plus forts ne peuvent lui convenir que dans des maux réels & plus graves qui l'accablent & l'oppriment. Alors, débarrassez-la le plutôt possible par des secours plus prompts que multipliés ou trop actifs ; & du moment qu'elle est libre, laissez-la agir, ses efforts seront toujours plus puissans & plus sûrs que des remedes.

C'est par les mêmes précautions que vous réussirez dans le second sujet, en portant la principale attention fur les folides ; ils ont en excès dans celui-ci, ce que les humeurs ont dans l'autre ; ils font plus forts, plus énergiques, plus vibratils, plus faciles à irriter, plus difficiles à calmer, relâchez-les de toutes les manieres. Ici ne foyez pas fi févere fur le régime, ne diminuez point la nourriture, mais rendez-la plus délayante, plus aqueufe ; diminuez au contraire les efforts, l'exercice ; augmentez le fommeil & portez le calme par tout. Evitez avec le même foin la faignée & les purgatifs, enfin tout ce qui peut irriter & faire violence à la nature ou l'abattre : vous la dérouteriez infailliblement, & vous dérangeriez à coup fûr la conftitution du fujet.

La conduite doit être un peu différente à l'égard du troifieme. Dans celui-ci, les liquides & les folides paroiffent être dans de juftes proportions, il n'y a rien à diminuer de part ni d'autre, il faut au contraire y ajouter. Ils péchent les uns & les autres par le défaut d'action & de mouvement. L'embarras vient de la lenteur, de l'épaiffiffement des uns, de l'inaction & du peu d'énergie d'énergie des autres. Stimulez ceux - ci , agitez ceux-là , vous atteindrez le même but. Vous en trouverez les moyens dans la variété , dans la continuité des exercices, dans un travail plus fort & plus continu , dans un régime mieux choisi , plus succulent, plus propre à stimuler, à animer, à restaurer. Dans ce sujet, il n'y a point d'acquisition , ni de déchet à faire ; mais des modifications à perfectionner : en un mot, ici la nature veut être excitée ; tandis que dans les autres , elle doit être modérée & souvent réprimée.

Il faut l'animer encore bien davantage dans le quatrieme sujet ; elle est lente , foible, impuissante , tout y péche par un excès d'inaction ; les liquides sont trop tenus , trop délayés , trop aqueux; les solides trop flasques, trop mous, trop relâchés ; il n'y a ni feu , ni tension , ni ressort, ni consistance. Tout tend à l'inaction , à la stagnation & à la surabondance des humeurs mal conditionnées , par une circulation lente qui favorise les engorgemens de toute espece, la cachéxie & tous les vices des humeurs qui

dépendent de leur lenteur & de l'empâtement
des viſceres. Ici , il faut redouter la ſaignée,
elle y ſeroit funeſte. En jettant les ſolides
dans l'abattement , elle diſpoſeroit toutes les
humeurs à la ſtagnation ou à l'épanchement.
Mais il n'y a rien à craindre des purgatifs
bien placés , bien doſés , bien choiſis , bien
ménagés , ni de ce qui peut animer , ſtimuler,
fortifier ou donner du reſſort. Dans ce cas,
la nature toute ſeule ſeroit inſuffiſante ; livrée
à elle-même & à ſon penchant qui l'entraîne
à la tranquillité , à l'inaction , à la pareſſe,
elle céderoit au plus léger obſtacle , peut-
être même ſans tenter aucun effort. Il faut
donc l'y déterminer par une douce violence. Tout ce qui anime , tout ce qui
échauffe , tout ce qui ſtimule , lui convient;
il ne s'agit que de l'adapter aux circonſtances. Il faut la tenir continuellement en
haleine par toute ſorte d'exercices variés &
gradués convénablement , de crainte qu'elle
ne ſuccombe ; éviter ſoigneuſement le régime
froid , aqueux & relâchant , ſans paſſer cependant aux incendiaires , qui , ne faiſant que
criſper & roidir momentanément , anime-

roïent peut-être d'abord toutes les fonctions,
pour la laisser bientôt après dans un accablement suivi d'un relâchement extrême. Il faut
donc, pour tenir un juste milieu, préférer
les toniques, les fortifians, & les seconder
par un degré proportionné de mouvement
qui anime la circulation, & qui entretienne
une chaleur suffisante, pour élaborer les sucs
nutritifs, les agglutiner, & les assimiler.

Il est aisé de concevoir par toutes ces
variétés, dans la conduite qu'il y a à tenir
avec les jeunes gens, dans les soins de
leur santé, qu'il faut toujours avoir pour
point fixe, l'état dominant (1) de leur constitution, afin de juger de leurs dérangemens &

---

(1) Faites attention que nous disons l'état dominant
de la constitution, & non pas cette infinie variété de modifications, peut-être aussi multipliées que les différences
des traits du visage ; modifications qu'il est impossible de
distinguer, & qu'il n'est pas nécessaire de connoître,
comme on le croit, pour juger de ce qu'on appelle le
tempérament. Ce sont cependant en effet des nuances du
tempérament ; mais elles ne sont pas plus nécessaires, je
le répete, pour le bien diriger, que la différence des traits
du visage, pour juger de la force du corps. C'est de l'ensemble de la constitution qu'on doit tirer cette connoissance.

d'y remédier. On doit fentir auffi que l'impé-
tuofité ou la force, la modération ou l'inaction
qui en font les nuances principales, doivent
fervir de bouffole, pour apprécier au jufte ce
qui, dans chaque individu, eft felon la
nature ou contre la nature : que dans les
uns, il faut la modérer, dans les autres
la réprimer, dans ceux-ci la foutenir, &
dans ceux-là l'exciter, &c.

En partant de ce principe, il n'eft rien
de fi naturel & de fi conféquent, que de
préfumer que, dans le premier cas, l'excès
de vivacité, & dans le fecond, l'excès de
force comportent beaucoup d'inconvéniens.
Tout fe fait dans l'un & dans l'autre, au
moment de la puberté, avec tant d'action,
tant de feu & tant d'énergie, qu'il doit néceffairement y avoir beaucoup de contraftes
entre les folides & les fluides, à raifon de la
réfiftance qu'ils s'oppofent mutuellement, & à
raifon des caufes acceffoires qui influent fur
les uns & fur les autres. Il doit donc arriver que, malgré leur jufte proportion &
leur harmonie, les folides & les liquides
l'emportent fouvent les uns fur les autres.

Il doit par conféquent réfulter de-là un
défordre ou un dérangement au moins momentané, qui ne peut fe rétablir fans dommage, que par un nouvel effort des uns &
des autres, qui rétablit l'ordre & l'harmonie, en les remettant en équilibre. Mais,
qu'on y prenne bien garde ; les efforts que
la nature fait pour difpofer de ce qui lui
appartient, pour ordonner & mettre à pro-
fit ce qui eft de fon propre fonds , font
Bien différens de ceux qu'elle fait, lorfqu'elle lutte pour expulfer un ennemi
étranger.

La même chofe arrive dans les deux
autres cas, avec cette différence que ce
qui fe paffe dans les uns par excès, arrive
dans les autres par défaut d'énergie ; mais
le réfultat eft refpectivement le même. La
nature eft fans ceffe en action, elle développe, elle étend, elle fortifie, elle polit,
elle affermit toutes les parties. Son ouvrage
ne peut pas s'accomplir , en même tems
par-tout , au même degré. Elle doit donc
éprouver des dérangemens qui marquent
quelque degré d'altération : mais tant que

les caufes étrangeres ne les aggravent pas, elle n'a nul befoin des fecours de l'art. Elle fe rétablit par fes propres efforts, fi elle n'eft pas contrariée.

Le point effentiel eft donc d'examiner, dans un moment auffi intéreffant, à quel degré les caufes étrangeres influent ou peuvent influer fur fon action ou fur fes défordres ; & on verra, qu'à moins que ces caufes ne foient extrêmes, elle peut les vaincre par fes propres reffources. Il y a plus, c'eft qu'en accoutumant les jeunes gens, peu-à-peu, à celles de ces caufes qui font inévitables, comme la diverfité des alimens & des boiffons, les différens degrés de la température, la variété du travail & du repos, le changement de pofition d'un lieu à un autre, l'alternative même dans les heures de l'action & de la tranquillité, on rend l'impreffion de ces caufes prefque nulle. Il ne s'agit que de varier les précautions relativement à chaque individu, en les confidérant tous fous les rapports qui les diftinguent par les claffes les plus générales, comme le fexe & le tempérament, &c.

La jeuneffe eft comme la cire : on lui donne la forme qu'on veut, en y appliquant le degré de chaleur convenable au but qu'on fe propofe. Prenez un jeune homme fain & bien conformé, de telle conftitution qu'il foit, vous l'accoutumerez infenfiblement à tout, fans rifque & fans danger, en le faifant paffer d'un degré à l'autre, fans qu'il s'en apperçoive, par d'autre différence que par celle de l'énergie qu'il acquerra à mefure qu'il avancera dans la route que vous lui aurez tracée. Vous l'accoutumerez, dis-je, non pas fans qu'il en fouffre, mais fans qu'il en foit notablement incommodé, au froid, au chaud, au vent, à la pluie, au repos, à l'action, à l'abondance & à la privation des alimens ; à être peu vêtu, à l'être beaucoup ; vous en ferez en un mot l'homme de *Celfe* (1), c'eft-à-dire, propre à toutes les

---

(1) *Celfe* veut, pour qu'un homme foit cenfé bien portant, qu'il n'ait pas befoin de médecin ; qu'il ne foit aftreint à aucun régime ; qu'il foit en état de voyager par mer, comme par terre ; de vivre à la ville & à la campagne ; de chaffer ; de fupporter les différens exercices ;

fonctions qu'une bonne conftitution comporte. Nous pourrions citer des jeunes gens
qui traînant une exiftence frêle & délicate,
pour avoir été élevés dans une molleffe qui
tient à la grandeur, au fafte & à l'opulence, ont enfin acquis une conftitution
athlétique, en écartant les maximes ou plutôt les entraves du rang & de la dignité,
pour fe livrer aux arts méchaniques les plus
rudes, par le feul penchant de la nature, qui,
malgré leur élévation vouloit qu'ils fuffent les
artifans de leurs forces & de leur fanté.

---

de fe baigner à l'eau chaude & à l'eau froide ; d'affifter
à des feftins, & de favoir s'en paffer ; enfin, de boire &
de manger indiftinctement de tout, pourvu que ce ne foit
pas avec excès, c'eft-à-dire, au-delà de ce qu'il peut
digérer.

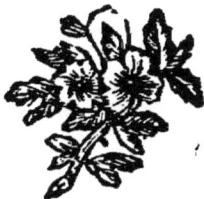

REMARQUES

ET

OBSERVATIONS PARTICULIERES

SUR LES ACCIDENS ORDINAIRES,

Dans le tems de la Puberté.

JE m'empreſſe de faire remarquer que dans la longue énumération que je viens de faire des accidens ordinaires dans le tems de la puberté, je me ſuis abſtenu d'employer le terme de maladie, quoiqu'il y en ait d'aſſez graves, pour qu'on puiſſe les regarder comme de véritables maladies ; quoiqu'on les traite ordinairement, & quoique je les aie traités moi-même, comme tels, en ſuivant l'exemple des autres. Je déclare, ici, que c'eſt de deſſein prémédité, que je n'ai employé que le terme d'accident, en le variant avec ceux d'inconvéniens, d'incommodités, de dérangemens, &c. parce que je fuis très-convaincu que ces accidens, bien loin d'être des maladies, lorfqu'ils ne dépendent pas de caufes étrangeres aux mouvemens de la nature, font au contraire des efforts puiffans & falutaires de la nature même, pour le développement des organes.

Je ne chercherai pas à étayer cette affertion par des raifonnemens (1), je ne

---

(1) En médecine, on ne décidera jamais une queftion relative à la pratique, par les raifonnemens. Outre qu'on ne s'entend pas toujours, & que fouvent on ne veut pas s'entendre, il y a des chofes dont on ne peut pas rendre raifon, & que la démangeaifon de tout expliquer embrouille de plus en plus. C'eft-là la fource des doutes, des erreurs, des opinions hafardées, des fyftêmes abfurdes, qui non-feulement nuifent à l'art, mais encore qui enveloppent les vérités les plus conftantes d'un nuage fi épais, qu'on les perd de vue. Les difputes, bien loin de diffiper ce nuage, entraînent peu-à-peu dans un dédale de difficultés, où il régne une obfcurité fi ténébreufe, qu'à la fin on doute de tout, & qu'on court au hafard après des chimeres. On prend l'ombre pour la réalité; on préfente le fpécieux pour le vrai; &, dans le choc des paffions animées par l'avidité, on facrifie tout à l'amour-propre & à l'ambition. Le moyen d'éviter tous ces écarts, eft de s'en tenir aux faits, à l'obfervation, à l'expérience. La portée de l'efprit humain eft très-bornée; les reffources de la nature font infinies.

me diffimule pas qu'on pourroit m'en oppofer d'auffi conféquens que les miens ; j'en
appelle donc à l'expérience & à l'obfervation ; c'eft la feule pierre de touche en médecine. Pour rendre les faits plus évidens &
plus fenfibles , je les expoferai purement &
fimplement , fans les mêler avec les réflexions ni les conféquences que je pourrai en
titer. Je les ajouterai , lorfqu'il y aura lieu ,
dans un article féparé , en forme de remarques particulieres ; & toutes ces remarques particulieres feront appuyées fur la
remarque générale qui fuit.

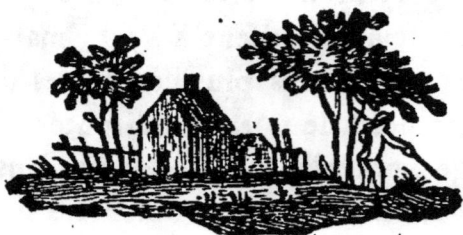

REMARQUE GÉNÉRALE,

POUR SERVIR DE BASE

AUX REMARQUES PARTICULIERES.

Tout eſt merveilles dans la nature, ſans doute ; mais les choſes les plus merveilleuſes & les plus dignes d'admiration ſont, ſans contredit la génération, la naiſſance, & la puberté. Ces trois opérations, toutes merveilleuſes qu'elles ſont en elles-mêmes, le paroîtront encore bien plus l'une que l'autre, au moins à quelques égards, ſi on les compare, & ſi on les conſidere ſous certains aſpects, l'une relativement à l'autre. Fixons cette idée pour la rendre plus claire.

La génération s'opere par le concours de deux êtres très-diſtincts, qui ont chacun une action particuliere & dépendante de la volonté, juſqu'à un certain point, dans les ſujets qui y ſont aptes ; la naiſſance s'opere

auffi par le concours de deux êtres bien diftincts, mais qui n'ont qu'une action commune & indépendante de la volonté; la puberté au contra're, s'opere dans chaque individu par la feule action de la nature, non-
feulement indépendamment de la volonté,
mais à l'infu de l'individu dans lequel cette
opération fe fait & fans qu'il puiffe s'en appercevoir, que lorfqu'elle eft accomplie.
Pourfuivons encore : la génération donne
l'exiftence, la naiffance en promet la jouif-
fance, la puberté en fournit la faculté, la
confirme & la foutient ; car, dès ce moment, l'homme eft un nouvel être, & juf-
ques-là, il eft imparfait, fous tel point de
vue qu'on le confidere, tant du côté du
phyfique, que du moral. La puberté eft
donc l'opération de la nature la plus mer-
veilleufe. Plus cette opération eft grande,
plus elle eft fecrete ; plus elle exige d'action & d'efforts de la part de la nature. Ces
efforts peuvent-ils fe foutenir fi long-tems
fans quelque inconvénient, fans quelque
accident ? Cela eft impoffible. Un travail,
qui doit produire de grands changemens

dans une machine auſſi compliquée, ne peut
ſe faire que ſucceſſivement. Il exige le concours de toutes les parties, & l'action ſi-
multanée de tous les organes. Eſt-il poſſible qu'ils ſoient toujours à l'uniſſon, & que
leur harmonie ſoit toujours parfaite ? Toute
action ſuppoſe trois termes, le plus, le
moins, & le juſte milieu qui balance les
deux extrêmes. La nature lutte ſans ceſſe
pour garder ce juſte milieu qui conſtitue la
ſanté ; mais malgré tous ſes efforts, il lui faut
peu de choſe pour paſſer d'un excès à l'autre.
Ce ſont ces excès qui ſont la cauſe la plus
ordinaire des dérangemens ou des accidens
ordinaires dans le tems de la puberté.
Quoiqu'il ſoit très-poſſible que ces accidens
ſoient ſuivis de quelque déſordre, lors-
même qu'ils ne tiennent qu'aux efforts de
la nature qui tend à les éviter, ne ſont-ils
pas alors abſolument différents de ceux qui dépendent de cauſes étrangeres ? N'ont-ils
pas, ou ne doivent-ils pas avoir des ſignes
qui les caractériſent & qui les diſtinguent ?
C'eſt à l'obſervation à décider ces queſtions ;
écoutons-la & ſuivons-la, d'abord en général.

OBSERVATION GÉNÉRALE,

POUR SERVIR DE BASE

AUX OBSERVATIONS PARTICULIERES.

Dès que je commençai à exercer la médecine, j'eus occasion de voir beaucoup de jeunes gens. J'en fis pour cette raison l'objet particulier de mes réflexions & de mes obfervations pratiques. Je remarquai bientôt que tous ceux qui, par l'état de leurs forces, paroiffoient approcher de la puberté, quoique d'un âge différent de trois à quatre ans, faifoient l'expofé de leur état, à-peu-près de même & dans le même ordre. Ils fe plaignoient prefque tous d'un grand mal de tête, d'étourdiffemens, d'éblouiffemens, d'accablement, d'abattement, de douleurs aux reins & dans les membres, de tiraillemens dans les jointures, de ferrement à la poitrine, ou de

quelque gêne dans la refpiration ; de pulfations continuelles' & incommodes des arteres en différentes parties , fur-tout au bas
ventre ; d'une grande chaleur intérieure, &
cependant peu ou point de foif , peu ou
point d'appétit, mais fouvent fans dégoût,
fans naufées & avec la langue nette & humide ; d'un fommeil interrompu , laborieux
& accompagné de fonges défagréables &
fatiguans.

Cette uniformité ou cette fimilitude de
rapports avec des différences d'ailleurs très-
marquées dans les fignes tirés de l'infpeflion
du vifage , des yeux , de la peau , des hypocondres', des urines , &c. avec un pouls
toujours plus ou moins dur & tendu , mais
fouvent fans fievre , m'a long-tems préoccupé. La difficulté étoit de concilier tant de
variétés équivoques avec des fymptômes fi
graves en apparence & fi reffemblans ,
malgré la différence de l'âge des malades ,
de leur conftitution , de leur état , de leur
fituation & de leur maniere de vivre. Ce
qui m'a préoccupé encore plus , c'eft l'extrême différence dans les fuites & dans l'événement

nement de ces altérations & de ces dérangemens, lorfqu'on fe preffoit ou qu'on différoit d'y remédier ; lorfqu'on les traitoit férieufement, ou qu'on n'y portoit que des fecours très-légers. Dans le dernier cas, ces incommodités duroient plus ou moins long-tems, fans éprouver des changemens confidérables, & fe terminoient prefque toujours favorablement. Dans le premier au contraire, on y remarquoit des variétés continuelles & fouvent des accidens graves & allarmans. Cette différence, bien propre à faire faire des réflexions, n'a fait qu'augmenter mes doutes & mon embarras, fans que j'aie pu en foupçonner la caufe, jufqu'à ce que j'aie eu occafion de voir de jeunes filles dans le même état.

J'ai conftamment remarqué alors, que ceux, qui m'appelloient pour de jeunes filles, étoient moins inquiets & moins allarmés que ceux qui m'appelloient pour des garçons ; parce que, dès que les filles commencent à être un peu formées, tout le monde fe perfuade que leurs incommodités font les fignes avant-

K

coureurs ou les préliminaires du travail de la nature , pour les rendre grandes filles. Bien loin de s'en allarmer , on témoigne ordinairement une fatisfaction & une joie qui tranquillifent la malade & le médecin.

On n'a pas la même idée pour les garçons. C'eft cependant la même chofe. Le travail de la nature eft le même , & il s'annonce par les mêmes fignes , à quelque différence près , dans ceux qui regardent la poitrine & l'eftomac. Ces vifceres font prefque toujours plus affectés dans les filles que dans les garçons. J'ai trouvé d'ailleurs tant de rapports des uns aux autres , que je n'ai plus douté qu'ils ne fuffent affectés par la même caufe. Pour m'en affurer , j'ai raffemblé tous les fymptômes des uns & des autres , je les ai examinés féparément fous toutes les faces , je les ai comparés tous enfemble & chacun en particulier; j'en ai fuivi la marche avec une attention fcrupuleufe , & l'événement m'a convaincu qu'ils étoient la fuite des mouvemens de la nature. Bien loin d'annoncer des altérations de la

fanté , ils étoient la marque certaine des
efforts qu'elle faifoit pour hâter la puberté.
Je me fuis également affuré , qu'en les examinant de près, il étoit facile d'appercevoir
la différence qui les diftingue , lorfqu'ils dépendent de cette caufe ou de quelqu'autre
caufe étrangere. Dans ce dernier cas , ces
fymptômes annoncent ou accompagnent
conftamment la fievre , & celle-ci eft toujours fuivie d'une foif plus ou moins pref-
fante , de dégoût , de naufées , de fignes
de faburre dans les premieres voies, d'anxiétés & d'une chaleur qui rend la peau feche
& brûlante. Dans le premier au contraire,
il y a rarement de la fievre , ou elle n'eft
que paffagere , fi on ne l'entretient pas par
des fecours trop précipités , mal choifis &
mal placés. Lors même qu'elle eft vive ,
la peau n'indique qu'une chaleur modérée ;
la langue refte humide & nette , fans rapports , fans naufées , & les urines font toujours peu animées ; les vifceres du bas ventre
peu ou point tendus, les hypocondres peu
ou point douloureux ; tandis que, dans l'état

de maladie, ces divers fymptômes font toujours très-marqués, & fouvent fi frappans,
qu'ils indiquent ordinairement le lieu & la
nature du foyer, & quelquefois le genre
de la maladie. Ces différences deviendront
encore plus fenfibles par le détail des obfervations particulieres.

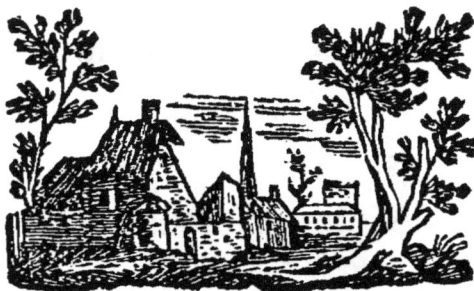

OBSERVATIONS PARTICULIERES.

PREMIERE OBSERVATION.

UN jeune étudiant âgé de 12 à 13 ans, gros, gras, replet, d'une belle carnation, d'un teint fleuri, d'un grand appétit, & plus fort qu'on ne l'eſt communément à cet âge, fans être plus grand, étoit ſujet de tems en tems, depuis environ un an, à des maux de tête violens qui l'obligeoient de reſter le plus ſouvent couché, quelque-fois fans boire & ſans manger, pendant deux ou trois jours, & qui ſe terminoient par un ſaignement de nez. La fievre étant ſur-venue avec ces maux de tête, au lieu du ſaignement de nez, & à l'époque où il paroiſſoit ordinairement, je fus appellé. Je fis ſaigner le jeune homme ; je lui preſcrivis quelques lavemens émolliens & une boiſſon rafraîchiſſante ; la fievre ſe calma un peu, mais ne diſparut pas. Je fis répéter la ſaignée ; la fievre diminua encore ſucceſſivement, diſparut entiérement dans peu , & le jeune homme ſe trouva comme auparavant, ſans qu'il parût avoir été incommodé. Quelques jours après , la fievre reparut tout - à - coup avec le mal de tête , mais avec des ſymptômes bien différens ; la bouche étoit pâteuſe, la ſoif ardente , la chaleur très – vive , les urines incendiées , le ventre tendu , le pouls ſerré , & l'abattement extrême. La maladie paroiſſant devoir être très-grave , le malade fut traité en conſéquence. Il fut ſaigné deux fois du bras , autant du pied ; l'émétique, les purgatifs, les lavemens, les juleps, furent employés ſelon les indications : tout cela n'empêcha pas qu'on ne fût obligé d'en venir aux véſicatoires , qui ne réuſſirent pas mieux. Enfin , le malade étant aux abois , le dix-ſeptieme jour , il ſurvint un ſaignement de nez qui diſſipa bientôt tous les ſymptômes , & le jeune homme ſe rétablit très-promptement, il parut même plus fort ; mais il n'a jamais repris le même degré d'embonpoint.

REMARQUES.

La faignée étoit très-indiquée , fans doute.
Les deux faignées , que je fis faire d'abord ,
diminuerent le volume du fang plus que le
faignement du nez , fans doute encore ; mais
elles ne le diminuerent pas par l'endroit que la
nature avoit choifi , & c'eft ce que je devois
faire , & ce que je pouvois faire , en mettant
dans les narines des feuilles de verveine , ou
de mille-feuille , comme font les payfans dans
beaucoup d'endroits. C'étoit-là la véritable
indication. Elle eft expreffément recomman-
dée par le grand maître : *Quò naturâ vergit,*
eò ducendum. Il y avoit encore un chemin ,
peut-être moins court , mais plus fûr à prendre : c'étoit d'attendre. Le jeune homme n'é-
toit point malade ; il étoit incommodé ; fon
incommodité étoit connue, & le remede auffi :
pourquoi en employer un autre ? La fievre
étoit furvenue ; mais la fievre n'eft point une
maladie (1). Elle eft feulement un figne de

---

(1) Jamais les médecins ne viendront à bout de per-

maladie , ou un effort de la nature qui indique la maladie, puifqu'elle prend différentes
formes , felon le mal qu'elle indique. D'ailleurs , elle n'auroit pas empêché l'hémorragie
du nez , puifqu'elle l'a procurée le dix-fep-
tieme jour de la véritable & grande maladie,
malgré les fix faignées précédentes , & les
forces épuifées par le mal , & par tous les
autres moyens acceffoires. Il eft au contraire,
finon évident , du moins très-probable, que
la fievre n'étoit furvenue là que comme un
nouveau moyen de la nature, un nouvel effort
qu'elle faifoit , pour vaincre l'obftacle qui
s'oppofoit à l'hémorragie.

Encore une petite réflexion. . . . Le malade
fe rétablit parfaitement & promptement, il
parut même plus fort ; mais il n'a jamais repris le même degré d'embonpoint. . . . . Son
tempérament a donc changé? Y a-t-il gagné?
y a-t-il perdu ? Il eft probable qu'il y a ga-

.fuader au public que la fievre n'eft pas toujours une maladie. Il eft cependant vrai qu'on a fouvent moins à craindre de la fievre, que des traitemens qu'on y applique.

gné, puifqu'il eft dit qu'il parut plus fort ; mais il pouvoit y perdre. *In dubiis tutior pars eft eligenda.*

IIᵉ. OBSERVATION.

Le fils d'un charron, âgé de 13 à 14 ans, d'un teint bafané, fort & robufte, à proportion de fon âge, étoit fujet à de violens accès de fievre éphémere affez fréquens, pendant lefquels il buvoit beaucoup d'eau froide. L'accès fe terminoit dans 24 heures par une fueur abondante, après laquelle il n'y paroiffoit plus. Quelque tems après il furvint un nouvel accès. . . . La fievre ayant paru plus forte que de coutume, accompagnée de fymptômes différens, je fus appellé. Je prefcrivis le petit lait ; la fievre dura quatre jours, fans aucun changement fenfible. Le jeune homme, s'étant dégoûté du petit lait, but de l'eau à fon ordinaire ; fix heures après, la fueur parut, fut très-abondante ; &, dès qu'elle eut ceffé, le jeune homme fe porta à merveilles.

REMARQUES.

Eft-ce le foyer de la fievre qui, dans ce

cas, la fit durer quatre jours de plus? eſt-
ce le petit lait? Il eſt probable que c'eſt le
petit lait. Mais en ſuppoſant que ce ſoit le
foyer, l'eau auroit pu le détruire d'abord,
puiſqu'elle l'a détruit dans la ſuite..... Le
petit lait vaut bien de l'eau? ſans doute. Il eſt
auſſi rafraîchiſſant, auſſi apéritif; il eſt même
plus doux, plus onctueux, plus relâchant.
Tout cela eſt vrai; mais le jeune homme n'y
étoit pas accoutumé : il convenoit peut-être
moins à ſa conſtitution ; peut-être auſſi l'eau,
dont ce jeune homme buvoit, étoit-elle chargée de quelque ſel, de quelque ſubſtance plus
analogue à ſes humeurs, & plus propre à agir
ſur ſes ſolides. Dans tous les cas, l'eau n'étoit
pas contre-indiquée ; il falloit donc voir ce
qu'elle auroit fait, avant de preſcrire le petit
lait ; &, pour cela, il n'y avoit qu'à écouter
encore le précepte du grand maître : *Aliquid*
conſuetudini concedendum. Ce jeune homme
n'étoit pas plus malade que le précédent, &
ſon remede étoit également connu ; mais la
fievre étoit plus forte, & paroiſſoit différente
de ce qu'elle étoit auparavant. Eh bien ! il
auroit fallu plus d'eau & plus de tems. Le

jeune homme n'auroit pas couru plus de rifques , & plus tard le petit lait auroit été prefcrit plus fagement.

Principiis obfta.

IIIe. OBSERVATION.

Un jeune homme de 14 ans , petit , maigre & fec , mais fort & nerveux , avec un teint olivâtre , des yeux étincellans & des cheveux crêpus , d'une humeur quelquefois fort gaie , d'autres fois fort fombre , étoit fujet , lorfqu'il s'échauffoit un peu , à de petites coliques , qui fe terminoient par quelques felles bilieufes , en forme de diarrhée. Un de fes amis , étant venu , dans un moment où il fe trouvoit de bonne humeur , l'inviter à danfer dans une petite fociété ; il y danfa une partie de la nuit , & y mangea , entr'autres chofes , des fraifes avec du lait caillé. Le lendemain , il eut la colique plus forte que de coutume ; les felles devinrent fi fréquentes , qu'il paffa une partie de la journée & la nuit fuivante à aller , prefque continuellement , à la garderobe. Sa mere , qui s'en étoit apperçue , lui

fit prendre dans la matinée un peu de thé-
riaque dans du vin , & elle lui en donna autant le soir. La premiere prise avoit modéré
les selles , la seconde les arrêta , & la nuit fut
fort bonne ; mais le lendemain la colique revint plus forte que jamais , & sans être suivie
de selles. Elle augmenta dans la journée , de
moment en moment , malgré les secours de
toute espece , les potions huileuses , l'eau de
poulet , l'eau de veau , le petit lait , les émul-
sions , &c. Les tranchées les plus violentes sui-
virent bientôt. Le pouls étoit petit , serré , le
ventre tendu , les extrémités froides , les urines rares , claires & en petite quantité , mais
sans fievre. Cette derniere circonstance me
rassurant sur la crainte de l'inflammation , je
prescrivis le bain de préférence à la saignée.
Dès que le malade fut dans l'eau , les douleurs
se calmerent un peu ; il n'en fut pas plutôt sorti,
qu'elles devinrent encore plus fortes , en sorte
qu'on fut obligé de l'y remettre quelque tems
après ; & le même mal subsistant , on continua
cette manœuvre jusqu'au troisieme jour que
les selles parurent , à l'aide d'un lavement avec
le bouillon de fraise de veau. Dès ce moment,

le malade fe crut guéri. Il le fut en effet très-
promptement ; & , quelque tems après , fa
convalefcence & fa guérifon furent marquées
par un accroiffement fenfible.

REMARQUES.

La diarrhée n'eft point une maladie ; elle
eft au contraire fouvent un bénéfice , felon le
langage vulgaire. Elle le devient (maladie)
lorfqu'elle eft de trop longue durée , ou trop
abondante , & accompagnée de quelque mauvais fymptôme. Ici il n'y en avoit aucun , &
le jeune homme étoit fort. Il avoit mangé plus
que de coutume des chofes inufitées ; il s'étoit
échauffé à la danfe : la diarrhée étoit donc en
effet pour lui un bénéfice , dont il connoiffoit
les avantages. Il falloit donc laiffer faire la nature ; mais elle alloit trop loin , il falloit la
modérer , avec toute autre chofe que la thé-
riaque , ou s'en tenir à la premiere prife , qui
avoit rempli cette indication. En l'arrêtant, on
a expofé ce jeune homme au danger le plus évident de la vie. Il y a encore fur cela un aver-
tiffement bien clair du grand maître : *Omnis*

mutatio subita , mala. Mais la mere, qui n'é-
toit pas tenue de connoître des maximes si
sublimes , pouvoit savoir que le mieux est le
grand ennemi du bien ; c'est sur-tout en médecine que ce proverbe devroit faire regle.

IVe. OBSERVATION.

Le fils d'un bon bourgeois fort aisé , qui avoit
éprouvé toutes les maladies de l'enfance, & qui
étoit devenu cacochyme, plein d'humeurs, qui
avoient souvent fait éruption à la tête, & qui le
rendoient sujet à toute sorte de fluxions , étoit
parvenu à l'âge de 16 ans, n'étant pas plus grand
qu'un enfant de 10, foible, délicat, languis-
sant , & faisant mal toutes ses fonctions. A
cette époque, il fut atteint de la fievre dans
le mois de mars. Je fus appellé sur le champ.
Mon avis fut qu'il ne falloit pas se presser de
guérir cette fievre , que je regardois comme
un présent & un effort puissant de la nature.
L'enfant étant unique & fort chéri , mes repré-
sentations ne furent pas écoutées. On consulta
de toutes parts. Il fallut absolument faire un
traitement: Je le conduisis avec toute la pru-

dence dont j'étois capable ; malgré tous les soins, tous les avis & tous les remedes, la fievre dura heureusement sept à huit mois. Parvenu à l'automne sans espoir, comme sans apparence de guérison, je conseillai d'abandonner tout remede, & de lui faire manger des raisins à tous les repas ; on suivit enfin ce conseil, parce qu'il étoit du goût du malade. Il survint un cours de ventre quelque tems après, & la fievre disparut entiérement. On fit faire quelques petits voyages au jeune homme ; le printems suivant, on le fit changer d'air : il s'est développé peu-à-peu ; &, sans être bien vigoureux, il a acquis la taille & la force d'un homme ordinaire.

REMARQUES.

Cette fievre bien loin d'être un mal, étoit le plus grand bien possible pour ce jeune homme. Il étoit né sans feu, sans énergie & sans vigueur. La fievre étoit certainement une crise ou un effort de la nature, qui alloit perfectionner les humeurs, & donner de la consistance aux solides, en y excitant un feu & un mouvement étrangers. Le remede le plus innocent pour arrêter ce mouvement étranger devoit être regardé comme un poison , s'il eût réussi. C'est ici qu'on peut dire que la nature triompha du mal & du remede.

La marche de la nature est la même dans les filles que dans les garçons , & elle exige la même conduite de la part de ceux qui président à leur santé , soit que les accidens soient les mêmes , soit qu'ils soient différens ; comme on va le voir par les observations suivantes.

V^e. O B S E R V A T I O N.

La fille unique d'un homme en place & d'ailleurs très-distingué par son mérite, encore plus chérie que le jeune homme qui fait le sujet de l'observation précédente, parce qu'on n'avoit plus d'espérance d'en avoir d'autres, étoit restée extraordinairement petite jusqu'à l'âge de 12 ans, quoique très-formée du côté de l'esprit. Elle avoit été souvent menacée de scorbut & d'autres accidens aussi

graves,

graves, dont on l'avoit préfervée à force de
foins & de perfévérance à fuivre les avis &
les moyens qui avoient été jugés convenables,
fans écouter ceux du public, qui met des
obftacles par-tout par fes préjugés, & par
l'impatience qu'il femble témoigner de contribuer au bien des particuliers, dont au fond
il fe foucie peu. A l'age de 12 ans, cette demoifelle fut atteinte de la fievre tierce. Quoiqu'abfent, je fus confulté comme l'homme de
confiance qui avoit dirigé la fanté de cette
jeune perfonne, dès fon bas âge jufqu'à ce
moment. Je jugeai cette fievre favorable, je
la regardai comme une faveur de la nature,
& comme un effort falutaire pour l'accroiffement & le développement des organes.
Mon avis fut qu'il falloit veiller & pourvoir
aux accidens qui pouvoient réfulter de cette
fievre fans penfer de long-tems à la détruire.
Malgré les inquiétudes, malgré les confeils
& les remedes vantés de toutes parts, ce plan
de traitement fut adopté & fuivi exactement.
La fievre fubfifta pendant fept à huit mois.
La demoifelle commença à fe développer &
à grandir fenfiblement, même pendant la

L

fievre ; & elle a continué enfuite, fi bien qu'elle eſt parvenue à la taille ordinaire des femmes. Elle s'eſt fortifiée à proportion de fon accroiſſement, elle a été mariée d'aſſez bonne heure, & quoique délicate, elle eſt devenue mere de deux beaux enfans, ſans aucun accident.

REMARQUES.

Nous avons dit que les progrès du moral ſe faiſoient ſouvent aux dépens du phyſique. On n'a que trop d'exemples frappans de cette vérité. Ici on avoit d'autant plus à craindre, que cet enfant véritablement précoce à cet égard, avoit les humeurs mal diſpoſées. On y avoit reconnu une acrimonie & un penchant à la diſſolution qui ont ſouvent inquiété, & qui auroient pris le deſſus ſans la perſévérance dans les ſoins & dans les attentions à ſuivre les vues de la nature par la conduite & par le régime. Remarquez qu'il n'eſt pas ici queſtion de remedes. On n'en a employé aucun d'actif, on s'en eſt tenu aux altérans, avec tant de ſévérité, que cette jeune per-

sonne n'a pas pris un purgatif proprement
dit, depuis six ans jusqu'à douze, & qu'ils
ont été très-ménagés même dans le tems de
la fievre ; de sorte qu'on peut dire que son
existence est l'ouvrage & le fruit de la prudence & de la nature, & que la fievre a été
l'arme la plus sûre qu'elle ait pu employer
pour combattre les ennemis qui la mena-
çoient. Sans cet effort victorieux qui a fait
violence à toutes les parties, elles seroient
tombées de la lenteur dans l'inaction, & de
l'inaction dans le depériffement.

VIe. Observation.

Une demoiselle de qualité, très-grande &
très-forte pour son âge, parfaitement bien
constituée, d'une santé constante, d'une très-
belle carnation & d'un teint de lys & de
roses, eut à huit ans un petit flux hémor-
roïdal, sans aucune incommodité sensible
avant, pendant ni après l'évacuation, dont
on fut fort surpris par l'erreur qu'elle donna
occasion de faire, lorsqu'on s'en apperçut.
Cette évacuation dura deux jours ; & la de-

moifelle continua à fe bien porter, à croître
& à embellir jufqu'à 12 ans, où tout annonçoit une beauté, fur laquelle on avoit déja
fondé de grandes efpérances. Le tems de la
réferve & du maintien étoit venu. La grande
liberté & la diffipation n'étoient plus de conve-
nance pour une grande demoifelle, qui devoit
jouer un grand rôle dans le monde ; il fallut
s'occuper de toilette, & figurer dans les fociétés, c'eft-à-dire, fe gêner, & contraindre
la nature. La demoifelle fut bientôt incommodée, mais légérement, tantôt de la poitrine,
tantôt de l'eftomac, des bras, des jambes,
&c. On n'en fut pas d'abord fort inquiet,
parce qu'on regardoit tout cela comme les
préliminaires de la puberté, qui n'étoit pas
encore annoncée. Je fus cependant confulté,
& je fus d'avis de rendre cette demoifelle à
fa premiere liberté, précifément pour hâter
l'apparition du figne qui confirme la puberté
dans le fexe. On fubftitua à mon confeil des
bals, des danfes de fociété, & d'autres amufemens qui exigeoient une grande parure. Les
incommodités continuerent & augmenterent;
les glandes du cou s'engorgerent, fur – tout

la parotide droite, qui fit une grande faillie. Je fus consulté de nouveau. J'insistai sur les premiers moyens, en y ajoutant les antiscorbutiques, les plantes cruciferes dans le régime, les frictions seches, les bains, l'air de la campagne, les petits voyages, & tout ce qui pouvoit contribuer aux mouvemens libres de toutes les parties. Mon service m'ayant éloigné de la malade, elle fut confiée à un autre médecin. On fit des remedes de toute espece: la glande disparut; mais bientôt après le coloris & les traits du visage changerent, la figure s'allongea, l'épine se courba, les côtes de la poitrine s'applatirent d'un côté, & s'éleverent de l'autre. Les bras, auparavant ronds, & les mains potelées, maigrirent, s'amincirent & s'éfilerent; & la demoiselle devint parfaitement, ou plutôt ridiculement bossue, en moins de 18 mois.

REMARQUES.

A ne considérer ici que la malade en particulier, on ne peut soupçonner d'autre cause de ce bouleversement & de cette grande dif-

formité, que la gêne & le changement d'habitudes, avant que cette demoiselle eut pris
son accroissement, & qu'elle fut parvenue à
la puberté. En remontant au pere & à la mere,
on trouveroit peut - être une autre cause. Ils
avoient l'un & l'autre une affection scorbuti-
que bien marquée ; d'ailleurs le pere s'étoit
marié fort tard, & il paroissoit avoir joui de
la vie. Il est à présumer que l'enfant, malgré
l'éclat de sa santé dans la premiere jeunesse, avoit
les humeurs mal disposées, & que la nature, en
agissant avec trop d'action & de précipitation
dans l'enfance, s'étoit épuisée. C'étoit une
raison de plus de la soutenir & de l'animer
par des mouvemens étrangers, au lieu de la
captiver & de la contraindre. Les premieres
incommodités n'étoient rien ; mais en supposant la cause que nous soupçonnons, les remedes étoient moins propres à la combattre,
que la grande liberté dans les mouvemens,
la variété des exercices, la pureté de l'air, &
le bon régime. Dans tous les cas, il falloit donc
s'abstenir de la gêne, au moins jusqu'à ce que
la puberté fût complete. Cette pauvre demoiselle pourroit être comparée à ces plantes,

que le hafard fait naître dans des terres incultes ou arides. Elles pouffent avec une force extraordinaire dans la premiere végétation ; elles fe flétriffent enfuite, & féchent fans arriver à la maturité.

Ceci me donne lieu de faire remarquer qu'il n'y a rien de fi ridicule, que l'ufage où l'on eft de mettre les filles au couvent, lorfqu'elles font un peu grandes & qu'elles approchent de la puberté. C'eft précifément le tems où on devroit les en faire fortir, à moins qu'elles ne foient dans des couvents champêtres, avec des enclos & des jardins fpacieux, où elles puiffent s'exercer & folâtrer en toute liberté. C'eft le moment où le corps & l'efprit font dans la plus grande action, où l'un & l'autre vont faire, pour ainfi dire, une explofion, où leur fphere va s'étendre, où ils ont le plus de befoin d'être occupés, d'être exercés ; & vous mettez l'un dans la contrainte, & l'autre dans le recueillement : foyez fûr que l'un & l'autre feront des écarts. Confidérez que les anciens avoient établi fur des principes abfolument contraires les danfes, les jeux, les fêtes, les amufemens de toute

efpece, qui font l'apanage de la jeuneffe. C'eft-
là qu'ils raffembloient les deux fexes. Ils y
préfidoient à leurs amufemens, ils les parta-
geoient avec eux ; & vous faites tout le contraire : vous abandonnez les garçons à leur
propre liberté, & vous enfermez les filles.
Quel contrafte ! C'eft le moyen de tout perdre. La dépravation des mœurs & la dégra-
dation du phyfique de nos jours n'en font
qu'une preuve trop fenfible. J'ajouterai ici en
paffant que je regarde le changement fubit,
qui fe fait dans la conduite de nos jeunes gens
à l'âge de puberté, comme le principe ou la
caufe éloignée des maladies nerveufes du fexe,
& de la foibleffe des jeunes gens ; ceux – ci
s'exténuent avant d'être formés, les autres
defféchent dans l'ennui & dans la contrainte.

VIIe. OBSERVATION.

La fille d'un magiftrat, auffi-bien portante
que la précédente, mais moins forte, & n'ayant
jamais éprouvé d'autre maladie que la petite
vérole, fans accident, eut à 11 ans une fluxion
qui lui laiffa les glandes du cou un peu engor-

gées, fur-tout l'une des parotides. Celles du cou fe diffiperent dans peu, à l'aide de quelques remedes ; la parotide au contraire augmenta. La mere en fut d'autant plus inquiéte, qu'elle en avoit eu une dans fa jeuneffe qu'on avoit fait fuppurer, & qui avoit laiffé une petite cicatrice apparente. Comme je ne tirois pas de cette tumeur des conféquences auffi défavorables qu'elle, je lui donnai pour fa fille les mêmes confeils que j'avoïs donnés pour la demoifelle qui fait le fujet de l'obfervation précédente. Ils n'étoient pas affez fatisfaifans pour être écoutés ; on en prit d'autres. Il fut décidé qu'on feroit des remedes ; après en avoir fait pendant deux ou trois ans, la glande difparut enfin : la demoifelle devint phthifique, & mourut dans la confomption.

REMARQUES.

La nature de ces tumeurs, le tems & les circonftances où elles paroiffent, prouvent affez que c'eft un fuperflu dont la nature cherche à fe débarraffer, puifqu'elle le pouffe au-dehors & vers la furface, par-tout où il y a des émonctoires. Donnez-lui donc une iffue, en attendant que la nature s'en foit frayée une; augmentez la tranfpiration, qui fait le dé-pouillement des humeurs; favorifez les fécré-tions & les excrétions; fortifiez les folides; augmentez le mouvement des liquides, ils s'at-ténueront, ils fe diviferont, ils ne s'engor-geront pas; au contraire, ils circuleront plus aifément, ils s'échapperont par toutes les voies que la nature a difpofées pour cela. C'eft-là le moyen de prévenir & de guérir ces tu-meurs; & très-certainement le mouvement, les exercices, les frictions, les bains, la dif-fipation & le régime, font bien plus propres à remplir ces indications, que les remedes actifs. Ceux - ci affoibliffent les folides, & appauvriffent les fluides à la longue; ils font donc un effet tout contraire à celui qu'on cher-che; & fi, à force d'y infifter, ils diffipent la tu-meur, ce n'eft qu'en faifant refluer l'humeur fur les vifceres. Elle s'y niche comme dans les glan-des extérieures, avec cette différence, qu'on l'y oublie parce qu'elle ne paroît pas; de - là naiffent tous les ravages auxquels il n'eft pas poffible de remédier, parce que le défordre eft complet lorfqu'on s'en apperçoit.

VIIIe. Observation.

Une pauvre fille âgée d'environ 12 ans, qu'une femme aifée avoit retirée dans un état affreux de maigreur & de mifere, prit fi rapidement tant d'embonpoint, qu'en moins d'un an elle avoit l'air d'une belle nourrice, quoiqu'elle ne fût pas encore, comme on dit vulgairement, grande fille. Avec cet air de fanté, cette fille étoit très-fouvent incommodée, & la bonne femme qui s'y étoit attachée, m'envoyoit chercher à chaque inftant, tantôt pour la colique, tantôt pour des maux d'eftomac, tantôt pour la fievre, tantôt pour un mal de tête, &c. Toutes ces incommodités étoient toujours plus violentes; elles cédoient néanmoins à la diete, aux délayans & aux lavemens, auffi facilement, auffi promptement qu'elles revenoient. Las d'entendre dire que cette fille, qui avoit

l'air d'un hercule , étoit malade , je pris enfin
le parti d'engager la bonne femme de la remettre aux exercices & à peu-près au régime auxquels elle étoit accoutumée , avant
d'entrer chez elle. Elle prit un parti moins
extrême. Ne pouvant pas l'occuper affez
dans fon petit ménage , elle l'envoyoit une
bonne partie de la journée chez celles de fes
voifines qui avoient de la groffe befogne à
faire. Cette fille revenoit fouvent excédée de
fatigue & trempée de fueur. Elle perdit bientôt de fon embonpoint , fut réglée quelques
mois après & devint très-jolie. La bonne
femme crut qu'il falloit ceffer ces exercices ,
crainte que la malade n'en fît quelqu'autre ; les
incommodités revinrent avec l'excès d'embonpoint , on eut recours aux mêmes moyens
qui produifirent le même effet ; mais les précautions qu'ils exigeoient , devenant à charge
à la bonne femme , elle la maria. Le changement d'état fit de cette groffe fille , une très-
belle femme , qui ne connut plus d'autre incommodité que celles que comporte le métier de faire de très-beaux enfans.

REMARQUES.

Je demande si la faignée & les purgatifs qui étoient ici très-bien indiqués par la pléthore & par la furabondance de toutes les humeurs, auroient produit le même effet, auffi promptement & auffi fûrement que la fatigue ? J'en doute, & je crois au contraire, qu'en fuppofant que ces moyens n'euffent pas produit quelque maladie grave, en contrariant la nature, ils auroient au moins affoibli le tempérament, & cette conféquence eft affez importante pour y faire quelque attention. Je fais bien, & je l'ai déjà fait remarquer, qu'Hyppocrate dit, qu'on n'eft jamais fi près de la maladie que dans l'excès de fanté, & qu'il faut y pourvoir fans délai. *Pleniorem illum corporis habitum, haud cunctanter folvere expedit.* Je fais auffi qu'il dit, que les contraires fe guériffent par les contraires; or il n'y a rien de fi contraire que le mouvement au repos, la médiocrité au bien-être, le travail à la tranquillité, &c. & ces moyens font au moins auffi efficaces que les remedes propre-

ment dits, fans avoir les mêmes inconvéniens. Il eft donc dans l'ordre, de n'employer ceux-ci, que, lorfque les premiers ne
réuffiffent pas.

Si juvare non potes, faltem ne noceas.

Il me feroit fort aifé de multiplier ces
obfervations, en parcourant les différentes
incommodités auxquelles les jeunes gens font
fujets vers le tems de la puberté, comme les
bubons, les anthrax, les panaris, les maux
d'aventure, les boutons au vifage, les fuppurations à la tête, le fuintement aux oreilles,
la rougeur des yeux, la féchereffe ou les
phlogofes de la gorge, les apthes de la bouche, les démangeaifons à la peau, les verrues,
les porreaux, les migraines, les douleurs des
articulations, les maux des reins, &c. Toutes ces indifpofitions dépendent de la furabondance, de la déviation, de quelque légere altération des humeurs, de quelques
légers obftacles, ou de quelques dérangemens des folides qui peuvent être aifément
corrigés par la nature feule, ou aidée du régime, de boiffons & d'autres moyens que

nous venons d'indiquer dans les obſervations précédentes. Ces obſervations ſuffiſent pour faire voir que ces incommodités ne peuvent être reputées maladies , qu'autant qu'elles ſont négligées, mal traitées , ou compliquées de quelqu'autre cauſe. C'eſt ce que nous allons tâcher de faire encore mieux ſentir , en rapportant quelques obſervations ſur les maladies propres & particulieres aux jeunes gens de l'un & de l'autre ſexe , dans l'âge de puberté.

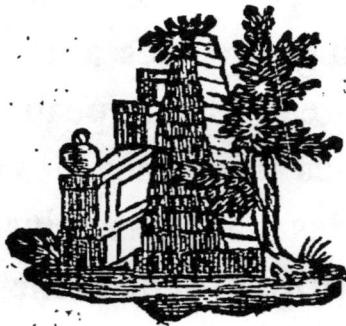

DES

MALADIES PARTICULIERES

AUX JEUNES GENS

DE L'UN ET DE L'AUTRE SEXE;

Dans le tems de la Puberté.

LES accidens dont nous venons de parler, qui ne doivent être confidérés que comme de fimples incommodités, tant qu'ils ne dépendent que de la furabondance des humeurs & des mouvemens de la nature qui travaille à y mettre un nouvel ordre, en établiffant une nouvelle voie d'évacuation, peuvent dépendre, dépendent en effet & fe compliquent fouvent avec d'autres caufes étrangeres. Alors ils font nombre parmi les maladies qui font pour ainfi dire propres & particulieres aux jeunes gens dans le tems de la puberté.

Quoique

Quoique les jeunes gens foient d'ailleurs fujets à toutes les maladies communes à tous les âges, ils le font plus particuliérement aux fievres du printems & de l'automne, aux catharres, aux rhumes, aux fluxions de toute efpece, aux mauvaifes digeftions, aux flatuofités, aux diarrhées, aux palpitations, aux fueurs nocturnes, à l'infomnie, à la céphalalgie, aux migraines, aux hémophtifies, aux maladies vermineufes, aux maladies éruptives, aux maladies de poitrine, aux maladies de la peau, aux éréfypéles, aux dartres, à la gale, &c. Nous ne comprenons pas dans cette claffe la petite vérole, la rougeole, le pourpre, le millet, &c. Quoiqu'ils foient plus ordinaires dans la jeuneffe, parce qu'ils dépendent d'un virus particulier qui fe développe dans tous les âges & dans tous les tems.

Les autres maladies, ordinaires dans la jeuneffe, dépendent au contraire prefque toujours de la diminution, de la fuppreffion ou de la répercution de la tranfpiration & des vices de la digeftion. Ce font les deux fonctions les plus effentielles qui s'alterent le plus

M

facilement chez les jeunes gens. L'une dépend
souvent de l'autre, & quoique les maladies
qui en réfultent foient communes aux individus de l'un & de l'autre fexe, celles qui
dépendent des vices de la tranfpiration, font
plus ordinaires aux garçons, & celles qui
dépendent des vices des digeftions, aux
filles. La raifon de tout cela eft bien fimple.
Les humeurs étant très-abondantes dans les
jeunes gens, la peau très-fouple & très-po-
reufe, la circulation très-vive, les mouvemens très-rapides, tout pouffe les humeurs
à la furface, & la peau fe prête aifément à
leur impulfion; mais comme elle eft très-
délicate & très-fenfible, elle eft fufceptible
de l'impreffion de toutes les caufes qui peuvent refferrer les pores. Ces caufes font très-
multipliées, en les bornant même aux feules
injures du tems & aux variations de la température & de l'atmofphere; & leurs effets
étant en raifon de leur action, elles retar-
dent, diminuent, ou fuppriment la tranfpiration, felon le degré de leur action. Cette
humeur, devenue dès-lors étrangere au refte
de la maffe, l'altere plus ou moins, dérange

toutes les fonctions & produit plus ou moins de désordres, selon les visceres qui en sont les plus affectés. C'est ordinairement l'estomac qui en souffre le plus, & toujours plus chez les filles que chez les garçons. Aussi les maladies qui dépendent des vices de l'estomac sont-elles moins fréquentes & moins graves chez les garçons que chez les filles; & au contraire, celles qui dépendent plus directement des autres mauvais effets des dérangemens de la transpiration, sont plus fréquentes & plus graves chez les garçons. La raison de cela est encore fort simple. Les filles sont naturellement plus foibles, plus délicates, plus sédentaires, moins actives que les garçons; elles transpirent moins, elles sont moins dissipées & moins exposées aux injures du tems & aux autres causes qui peuvent déranger la transpiration; elles ne doivent donc pas en ressentir aussi souvent les effets; mais, lorsqu'elles en souffrent, elles doivent en souffrir davantage, non-seulement à raison de leur délicatesse, mais encore parce qu'elles n'ont pas les mêmes moyens pour balancer les mauvais effets que ces causes font sur

leurs vifceres, & particuliérement fur l'eftomac.
La vie active, la diffipation, les exercices
variés contribuent infiniment aux digeftions,
favorifent toutes les fecrétions, fur-tout celles
de la peau. Les garçons ont donc d'un côté,
par leur propre conftitution, des avantages
pour réfifter à l'impreffion des caufes nuifibles
à l'eftomac ; & d'un autre côté, ils ont des
reffources par leur conduite & par leur maniere de vivre, pour en diminuer l'effet ;
tandis que tout le favorife chez les filles. Il
réfulte de-là, que, quoique les jeunes gens
de l'un & de l'autre fexe foient expofés aux
mêmes maladies, ils en ont chacun de différentes, ou qui ont des fymptômes & une
marche particuliere. Nous allons tâcher de
rendre cette différence plus fenfible, en rapportant quelques obfervations, d'abord fur
les maladies qui font plus particulieres au
fexe mafculin ; nous en rapporterons enfuite
également quelques-unes fur celles qui font
plus particulieres au fexe féminin, dans le
tems de la puberté.

OBSERVATIONS
SUR LES MALADIES
ORDINAIRES ET PARTICULIERES
AUX GARÇONS,
DANS LE TEMS DE LA PUBERTÉ.

OBSERVATION GÉNÉRALE
POUR SERVIR DE BASE
AUX OBSERVATIONS PARTICULIERES.

QUATRE jeunes gens âgés d'environ 14 ou 15 ans, à-peu-près de la même force, également paſſionnés pour le jeu du batoir, après y avoir joué toute une après-midi, dans le mois de Mars, par un très-beau tems, & dans l'état de la meilleure ſanté, rentrerent dans leur penſion avec un grand mal de tête , une courbature & des douleurs dans tous les membres. Je fus appellé le lendemain ; je les trouvai tous quatre avec la fievre & à-péu-près avec les mêmes fymptômes ; cependant l'un eut une fievre tierce bien réglée, le fecond un rhume opiniâtre, le troifieme un mal de gorge violent & le quatrieme une diarrhée forte , mais de courte durée.

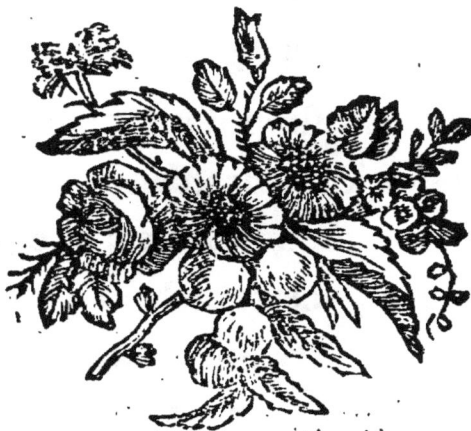

REMARQUE GÉNÉRALE

POUR SERVIR DE BASE

AUX REMARQUES PARTICULIERES.

IL ne faut pas beaucoup ſe fatiguer l'imagination pour trouver la cauſe qui altéra tout-à-coup la bonne ſanté de ces jeunes gens. Il eſt évident que cet événement ne pouvoit être attribué qu'à une tranſpiration répercutée. En ſuppoſant qu'ils avoient joué avec modération, ils n'en avoient pas moins été dans une action continuelle pendant pluſieurs heures ; cette action, telle ménagée qu'elle eût pu être, avoit dû exciter la ſueur à quelque degré, ou au moins augmenter la tranſpiration. En paſſant tout-à-coup du mouvement au repos, ou d'une agitation vive à une marche tranquille, cette excrétion dût s'arrêter & ſe répercuter d'autant plus aiſément, que par un beau tems du mois de Mars, les vents ſont ordinairement froids

M iv

& fecs. Cette humeur répercutée, en pro-
duifant fubitement le même effet fur l'enfemble de l'économie animale, produifit
d'abord la même affeâion fur ces quatre fujets, & celle-ci prit enfuite un caraâere différent felon la conftitution de chacun, felon
fes difpofitions particulieres & felon les vifceres & les parties qui en furent le plus af-
feâées. Il eft probable que fi la fociété de
ces jeunes gens eût été plus nombreufe, il
y auroit encore eu d'autres différences, quoiqu'ils euffent été expofés aux mêmes caufes.

J'ai fupprimé les détails du traitement de ces
quatre jeunes gens, parce que la caufe de leur
maladie étoit trop évidente, pour qu'il fût
poffible de faire erreur; je dois feulement
faire remarquer, que la prémiere affeâion étant
générale & les fymptômes à-peu-près femblables, les délayans furent & durent être les
premiers fecours qu'on leur adminiftra, &
qu'en général il ne faut pas aller plus loin dans
le début des maladies, de telle efpece qu'elles
foient. On ne peut attendre que de mauvais
effets des meilleurs remedes, avant d'avoir
relâché les folides & calmé les humeurs.

PEMIERE OBSERVATION
PARTICULIERE.

Un jeune abbé, de bonne maison, très-bien constitué, & de la meilleure santé, fut mis au séminaire à l'âge de 14 ans. Peu de tems après, il se plaignit d'aigreurs dans l'estomac, de rapports, de flatuosités qui le fatiguoient, & d'un sommeil lourd & accablant, après lequel il s'éveilloit dans une sueur si abondante, qu'il étoit à la nage. Après avoir usé de différens petits remedes, que chacun lui indiquoit, ses sueurs continuant toujours, il appella un médecin, qui le fit saigner & purger, & qui ensuite lui fit prendre des bouillons & des eaux. Les sueurs disparurent; & bientôt après, au lieu d'un sommeil lourd & profond, le malade se plaignit d'un sommeil d'abord fort interrompu & fort léger, & ensuite d'une insomnie opiniâtre, dont il commença à être fort inquiet, lorsqu'il s'apperçut qu'il maigrissoit. Je fus consulté dans cette circonstance. Persuadé que tous ces désordres venoient d'un dérangement de l'estomac, je prescrivis l'exer-

cice du cheval & le vin amer , fait avec la
petite abſinthe , la petite centaurée , le came-
dris & un peu d'aunée ; le malade revint bientôt à ſon premier état de ſanté.

Remarques.

Ce jeune homme étoit paſſé de la vie libre
& diſſipée du monde, dans une maiſon de retraite , où tout eſt réglé , meſuré & compaſſé ;
d'une table variée & délicate , à une nourriture , à la vérité ſaine & ſubſtantielle , mais
uniforme & peu recherchée. Ce contraſte dut
néceſſairement produire des changemens ſenſibles dans l'économie animale ; tout portoit
au calme & à la tranquillité ; l'action étant
moindre, la tranſpiration dut diminuer, & les
humeurs durent ſe rallentir, s'accumuler, s'é-
paiſſir. De-là, le ſommeil lourd & accablant, qui
étoit le ſigne de la gêne de la nature , & les
ſueurs étoient l'annonce des efforts qu'elle faiſoit pour compenſer ce qu'elle auroit dû faire
par la tranſpiration, à laquelle tout s'oppoſoit.
L'exercice étant ce qu'il y a de plus propre
pour favoriſer les digeſtions ; la vie tranquille

dut les rendre moins régulieres , & le chyle ,
moins parfait , dut rendre les humeurs moins
propres à se distribuer avec facilité , & à s'é-
chapper par les différens couloirs. Quoique le
jeune homme ne se plaignît point de l'estomac ,
il est certain que ce fut la premiere partie affectée , non-seulement à raison du régime ,
moins varié & moins délicat , mais à raison
du défaut d'exercice , & de la diminution de
la transpiration , qui , en altérant toutes les
humeurs , dut altérer le suc gastrique , &
par conséquent le rendre moins actif. C'é-
toit donc le seul viscere dont il falloit s'occuper, d'autant que ce qui pouvoit lui convenir,
convenoit également à tous les autres ; & il
auroit été impossible de faire erreur, si on s'é-
toit souvenu de la maxime : *Contraria contra-
riis curantur.*

Je saisis cette occasion, pour faire remarquer
que si le régime des pensions, des séminaires, des
communautés , n'étoit pas une sorte de diete
pour les jeunes gens qui vivent chez eux dans
l'opulence & dans la délicatesse, ils y seroient
tous malades au commencement. Mais comme
ce régime les flatte peu , ils mangent d'abord

beaucoup moins, ils maigriffent ; & le befoin, qui naît de la fobriété, fait qu'ils s'y
accoutument peu-à-peu, fans inconvénient.
Les jeunes gens de la campagne & des familles
peu aifées y engraiffent au contraire, & s'y
fortifient à vue d'œil, parce que cette nourriture eft meilleure que celle à laquelle ils font
accoutumés, qu'ils diffipent moins, & que dans
ces maifons ils font mieux à tous égards que chez
eux. Cette remarque deviendroit très-fenfible, fi
on examinoit les différentes communautés avec
quelque attention, & on fentiroit la grande
différence qu'il faut obferver dans la maniere
de diriger la fanté de ceux qui les compofent,
& par conféquent l'abus énorme qu'il y a d'y
traiter, comme on fait, tout le monde à-peu-
près de même.

IIᵉ. OBSERVATION.

Le fils d'un négociant, fort, d'une bonne
fanté, vif & très-gai, devint fujet, vers l'age
de 12 ans, à des faignemens de nez très-fréquens, qui n'étoient d'aucune conféquence.
On lui confeilla de fe baigner. Peu de jours

après, il fut atteint d'une fievre tierce qu'on
se preſſa de guérir. L'enfant reſta ſans appétit ; le ſaignement de nez ne reparut pas ; ſes
couleurs & ſa vivacité s'altérerent, & ſon
humeur changea. On conſultà, & on fit inu-
tillement beaucoup de remedes. On en vint
aux fondans, aux apéritifs, aux bains ; l'appétit ſe réveilla, les hémorragies reparurent,
& le malade ſe rétablit juſqu'à un certain point.
Le ſaignement de nez étant devenu enſuite aſſez
fréquent pour inquiéter, on fit uſage du petit
lait, de bouillons rafraîchiſſans, d'eaux minérales acidules, du lait, &c., l'hémorragie ne
reparut plus ; mais le jeune homme, bien loin
de ſe rétablir davantage, reſta pâle, blême,
foible & cacochyme.

REMARQUES.

Rien n'eſt ſi naturel que le ſaignement de
nez dans la jeuneſſe. Les humeurs ſont très-
abondantes, lorſqu'on ſe porte bien ; elles
entrent facilement en efferveſcence, ſur-tout
dans les tempéramens vifs ; & les vaiſſeaux
capillaires, étant très-ſouples, cedent facile-

ment à leurs efforts : ils ne font pas plutôt dégorgés , que tout rentre dans l'ordre. Il n'y a donc aucune raifon de s'oppofer à ces évacuations , qui font de petites crifes, dont la nature fe fert pour fe débarraffer d'un fuperflu qui la gêne. Les bains qu'on a employés dans ce cas fi mal à propos , ont été d'autant plus pernicieux , qu'en portant tout-à-coup le calme dans toutes les humeurs , ils ont diminué en même tems la tranfpiration. Voilà la caufe de la fievre ; & cette fievre qui auroit été le moyen le plus sûr pour tout rétablir , fi elle eût été bien conduite , eft devenue la fource de tous les défordres , par fa guérifon prématurée. Les remedes fubféquens qu'on a faits pour arrêter l'hémorragie , tandis qu'il ne falloit que la modérer , ont achevé de tout perdre. L'hémorragie étant l'ouvrage de la nature , en devenant plus forte elle indiquoit que les vifceres n'étoient pas encore parfaitement libres ; le jeune homme n'étoit pas encore affez rétabli pour fe le perfuader. Il falloit donc éviter une fuite de remedes auffi rafraîchiffans , & employer les toniques au lieu du lait.

IIIᵉ. Observation.

Un écolier de rhétorique , fort appliqué
fur-tout à la poéfie qu'il aimoit paffionnément ,
étoit fujet à une migraine périodique , qui duroit plus ou moins , mais jamais au - delà de
vingt-quatre heures ; & cette migraine le faififfoit réguliérement deux fois par femaine , le
mercredi & le vendredi vers les cinq heures
du foir , avec tant de violence , qu'il ne pouvoit rien faire , & qu'il étoit fouvent obligé
de fe coucher. Ce qui le tourmentoit le plus ,
c'étoit des envies fréquentes & des efforts
qu'il faifoit inutilement pour vomir. Il vomif-
foit cependant quelquefois , mais jamais autre
chofe qu'une eau claire , fans goût & fans
odeur ; & alors il étoit affez foulagé pour
pouvoir s'occuper. Las de cette fujétion , on
lui fit beaucoup de petits remedes fans fuccès.
On appliqua les véficatoires , qui cauferent la
fievre pendant quelques jours , avec un mal de
tête affreux dans l'intervalle de la migraine ,
qui ne retarda pas d'un inftant , & qui fut plus
forte. On en vint enfin à la faignée , qui le

foulageoit dans l'inftant. On le faigna enfuite fi fouvent, qu'il s'apperçut que la faignée nui-foit à fon tempérament & à fon imagination, fans le guérir entiérement ; en conféquence, il s'en abftint, mais trop tard. La migraine a continué jufqu'à vingt-cinq ans, & il n'a ja-mais acquis le degré de forces qu'il devoit ef-pérer, ni confervé la vivacité qu'il avoit au-paravant.

REMARQUES.

Quelle étoit la caufe de cette migraine ? Je n'en fais rien ; mais je fais que la fai-gnée, fur-tout lorfqu'elle eft répétée, eft d'une bien plus grande conféquence pour les jeunes gens, qu'une incommodité paf-fagere fans inconvénient & fans fuite. Elle affoiblit, elle énerve, & rien n'eft en état de réparer ces funeftes effets. Sans le favoir, je fuis fondé à croire que le fang n'entroit pour rien dans la caufe de cette migraine. Si elle eût dépendu de la pléthore fanguiné, elle au-roit eu lieu tant que la pléthore auroit fubfifté, & elle n'auroit pas eu des retours périodiques. Il y a tout lieu de croire qu'elle dépendoit plutôt

plutôt d'une crifpation nerveufe. L'état du fujet, fon application, l'objet de fes médi-tations, la contention d'efprit, tout concourt à le perfuader. Dans tous les cas, il auroit été plus convenable de chercher à relâcher les nerfs, de tempérer les humeurs, d'augmenter la tranfpiration, d'employer les délayans, le régime adouciffant, les exercices modérés, les bains. Il auroit été plus expédient enfin de faire fufpendre au jeune homme fa grande ap-plication, de lui interdire même toute occupa-tion d'efprit pendant quelque tems, que de le faire languir. Mais il vouloit être poëte; il falloit alors qu'il prît le bénéfice avec fes charges.

IVe. OBSERVATION.

Le fils d'un jardinier aifé, gros, gras & robufte, âgé de 14 à 15 ans, après avoir été tourmenté pendant quelques jours d'une grande démangeaifon, avec des douleurs dans les membres & des tiraillemens dans les jointu-res, qui l'empêchoient de dormir, fe trouva un matin, en fe levant, le corps tout couvert de grandes puftules blanches & élevées comme

N

des piquures d'orties , avec un peu de mal à
la gorge , la bouche pâteufe & mauvaife.
On le faigna, on le purgea; les puftules difparurent , & la démangeaifon fe diffipa ; le
jeune homme ne s'en trouva pas mieux. Il étoit
fans appétit , fans fommeil, dans un mal-être
qu'il ne pouvoit pas définir , & fans ceffe inquiété , fur-tout pendant la nuit , par la pul-
fation des arteres dans toutes les parties, particuliérement à la tête. On le fit vomir, on le
purgea de nouveau, mais inutilement. Le mal-
être continua , & la fievre furvint quelques
jours après. On revint aux faignées, aux vomitifs, aux purgatifs qu'on continua. La fievre
qui étoit d'abord double tierce, devint tierce.
On lui prodigua le quinquina fous toutes les
formes ; à force d'en prendre, la fievre difparut
enfin pour quelques jours ; bientôt après elle
devint quarte. On recourut inutilement au traitement précédent , & à l'ufage du quinquina,
la fievre n'en devint que plus rebelle. Il y avoit
deux mois qu'elle étoit quarte , lorfqu'ou me
confulta. Le jeune homme avoit alors très-
bon appétit , dormoit bien , & ne fouffroit
que lorfque la fievre le prenoit ; mais il étoit

extraordinairement maigre. Son teint m'ayant
paru fort clair, les yeux vifs, la langue nette,
& le ventre souple, je présumai que sa fievre
ne tenoit qu'à la rigidité des solides, qu'on
avoit sans cesse agacés. En conséquence, je
recommandai qu'on le laissât manger selon son
appétit, excepté les jours de fievre, de bonnes choses, sur-tout des légumes, des pru-
neaux cuits, & de lui donner abondamment
du bouillon aux herbes, avec du beurre frais,
tel qu'on le fait quand on se purge. En moins
d'un mois, la fievre disparut, & le jeune
homme se rétablit parfaitement; il n'a cependant jamais repris le degré d'embonpoint,
l'air de vigueur, ni le teint fleuri qu'il avoit
auparavant.

REMARQUES.

La démangeaison, les pustules, le mal de
gorge, les douleurs dans les membres, les
tiraillemens dans les articulations, furent les
premiers accidens de cette longue maladie.
A l'âge où étoit le malade, & avec le degré
de force qu'il avoit, il étoit à présumer qu'il
touchoit à la puberté. Ces accidens pouvoient

donc être regardés, comme une fuite des efforts que la nature fait dans ce moment, ou comme l'effet du défaut d'harmonie ou d'une forte de méfintelligence, fi on peut s'exprimer ainfi, entre les folides & les liquides. En relâchant les uns & en calmant les autres, on auroit très-certainement diffipé ces accidens qui n'étoient pas preffans, ou tout au moins on les auroit difpofés à fe prêter à l'action des autres remedes, tandis qu'en précipitant l'ufage de ceux-ci, on a augmenté le trouble & le défordre. La faignée, les vomitifs & les purgatifs brufquement employés, ont diffipé les puftules & le mal de gorge, mais ils n'ont pas évacué l'humeur qui y avoit donné lieu. Ils ont ralenti le mouvement des liquides qui la pouffoit à la peau, & ils ont irrité les folides au point qu'ils l'ont retenue & renvoyée dans les vifceres, où elle eft devenue le germe de la fievre. Cette fievre qui n'étoit qu'un redoublement d'efforts de la nature pour repouffer la même humeur à la peau, & pour la difpofer à être évacuée par les voies ordinaires, ayant été attaquée trop promptement & trop vive-

ment, s'est opiniâtrée, a pris différentes formes, & n'a enfin cédé, que lorsqu'on en est
venu aux relâchans qui étoient le premier
remede indiqué par la nature des symptômes, par l'âge du malade & par toutes les
circonstances de la maladie.

Je ne finirois pas, si je voulois rapporter
toutes les observations intéressantes de ce
genre. Je ne me suis proposé que de citer des
exemples, ceux-ci doivent suffire pour ce qui
regarde les garçons. Je vais mettre le lecteur
à portée de les comparer avec ceux qui inté-
ressent les jeunes filles.

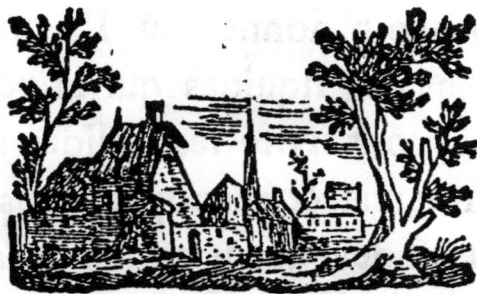

OBSERVATIONS

SUR LES MALADIES

ORDINAIRES ET PARTICULIERES

AUX JEUNES FILLES,

DANS LE TEMS DE LA PUBERTÉ.

LES maladies ordinaires & particulieres
aux jeunes filles, dans le tems de la puberté, ont un caractere bien plus marqué,
que celles des garçons ; elles font peut-être
auſſi variées, mais nous les bornons ici aux
pâles couleurs, à la langueur, au dégoût, à
la perte de l'appétit, à la dépravation du goût,
à la mélancholie, qui, quoiqu'elles ne ſoient
ſouvent que des ſymptômes d'autres maladies,
ſont chez elles de véritables maladies & particulieres à cet âge, comme on le verra par
les obſervations ſuivantes.

OBSERVATION GÉNÉRALE,

POUR SERVIR DE BASE

AUX OBSERVATIONS PARTICULIERES.

EN paffant dans une abbaye dont je con-
noiffois l'abbeffe, on me pria de voir quelques penfionnaires, arrivées depuis peu, qui
paroiffoient malades. Je fus conduit dans une
falle où une dame religieufe amena cinq à fix
jeunes demoifelles, dont deux affez grandes
avoient 14 ans. Les autres étoient plus petites & plus jeunes de deux ou trois ans. Elles
avoient toutes l'air trifte & foucieux. Je leur
trouvai le pouls foible & lent, la langue blan-
châtre, mais nette; elles me dirent qu'elles
ne fouffroient pas, mais qu'elles n'avoient
point d'appétit, & qu'elles ne dormoient
pas bien. Je confeillai à cette dame de faire
prendre aux deux plus grandes une légere
teinture de fafran, & aux autres du vin d'ab-
fynte, de ne les faire lever qu'à l'heure où elles

N iv

étoient accoutumées de fe lever chez elles ;
& de les faire promener fréquemment dans le
jardin , jufqu'à ce qu'elles fuffent accoutumées au train de la maifon. Elles s'en trou-
verent toutes très-bien ; cependant les parens de deux de ces demoifelles, qui étoient
fœurs, y envoyerent leur médecin qui crut devoir perfectionner l'ouvrage par d'autres remedes , entr'autres par des bols vermifuges.
Ces demoifelles devinrent très-malades, &
furent long-tems à fe rétablir.

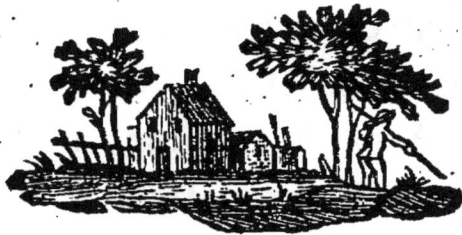

REMARQUE GÉNÉRALE,

POUR SERVIR DE BASE
AUX REMARQUES PARTICULIERES.

NOUS avons déja fait remarquer qu'on mettoit les filles au couvent, lorfqu'on devroit les en faire fortir, parce qu'à mefure qu'elles approchent de la puberté, elles ont plus befoin de mouvement pour aider la nature à achever leur développement & à établir l'évacuation qui leur eft particuliere. C'eft de la régularité de cette évacuation que leur fanté dépend. Cette évacuation s'établit quelquefois très-difficilement, & la moindre chofe la dérange. C'eft de-là que naiffent la plupart des maladies des perfonnes du fexe, dans tous les tems, & fur-tout lorfqu'elles ne font pas encore formées. Leur caufe la plus générale eft la lenteur des liquides & l'inaction des folides, que tout favorife dans les couvens. Auffi y voit-on dépérir très-promptement une

quantité prodigieuse de jeunes personnes.
Cependant ces effets font en raison des contraftes qu'elles éprouvent, foit du côté du
phyfique, foit du côté du moral. Celles qui
vivoient dans une grande liberté, dans la
diffipation & dans l'aifance, & qui ont une
répugnance marquée pour le couvent, ne
tardent pas à y être incommodées; tandis que
celles qui vivoient dans la gêne, dans la contrainte, dans la peine & dans la médiocrité,
y profitent fenfiblement. Il faudroit donc une
conduite différente pour les unes & pour les
autres, au moins dans le commencement; &
c'eft ce qui ne fe fait pas. C'eft le même régime, ce font les mêmes exercices, les mêmes amufemens, les mêmes occupations; on
fe couche, on fe leve, on mange toujours à
la même heure, & prefque toujours les mêmes chofes. Il n'eft pas poffible que cette uniformité n'ait beaucoup d'inconvéniens pour
des perfonnes fi différentes à tant d'égards.
Ces inconvéniens font à-peu-près les mêmes
que ceux que nous avons fait remarquer pour
les hommes dans les penfions, dans les fémi-
naires & les communautés, avec cette diffé-

rence, qu'ils font plus fenfibles chez les femmes, parce qu'elles ont moins de liberté, qu'elles font plus délicates & plus régulieres en tout ; auffi leurs maladies font-elles plus graves & plus marquées. Elles commencent prefque toutes par le dérangement de l'eftomac. L'appétit fe ralentit, il diminûe, il fe perd infenfiblement, ou il fe déprave. Les digeftions font toujours difficiles, le chyle eft mauvais, & ne fournit que des humeurs épaiffes & vifqueufes, qui ne s'affimilent pas, qui tournent en excrémens, qui s'accumulent par le défaut des fécrétions & des excrétions, qui paffent dans le fang, l'altérent & le décompofent. Les folides peu nourris, & trop abreuvés par la furabondance des mauvais fucs, fe relâchent infenfiblement, & tout tombe dans l'inaction & dans le défordre. C'eft le degré du défordre qui forme la différence des maladies : il eft donc effentiel de le prévenir, ou d'y rémédier de bonne heure ; & les meilleurs moyens pour cela font ce qui peut augmenter le mouvement des liquides & le reffort des folides. En partant de l'exemple des jeunes perfonnes citées dans l'obfervation précédente , nous allons fuivre la gradation de ces défordres dans quelques obfervations particulieres.

PREMIERE OBSERVATION,

Sur les Suites funeftes de la Langueur (Afthenia) produite par l'inaction.

La fille d'un petit bourgeois, âgée de 14 ans , très-formée , fans cependant être encore grande fille , paffa de chez fon pere chez fa grand-mere, qui vivoit feule dans une honnête médiocrité, & dans la plus grande régularité. La jeune perfonne, qui étoit accoutumée à courir dans les rues, à faire des commiffions, obligée de fuivre le même genre de vie, ne tarda pas à être incommodée ; elle perdit bientôt l'appétit & le fommeil ; &, fans fentir un mal réel dans aucune partie , elle fe plaignoit d'un mal-être général ; & d'un fi grand accablement, qu'elle ne fe remuoit qu'à peine pour fes befoins les plus indipenfables. On avoit beau la quéftionner, fa réponfe étoit qu'elle ne fentoit rien ; qu'elle ne fe foucioit de rien. Comme elle n'avoit pas d'autre figne de maladie, que cette infouciance, cette apathie, & cet abattement, fans caufe manifefte, on ne fe preffa pas d'appeller du fecours ; le dépériffement augmenta fi fort, qu'on en appella enfin. On lui fit prendre l'émétique; on la purgea plufieurs fois : on lui donna des fondans & des apéritifs, fous prétexte que tout cela venoit de la difficulté de l'éruption des regles, le mal ne fit qu'empirer. L'embonpoint fit place à la maigreur; celle - ci fit des progrès rapides. On employa les martiaux, les toniques, les reftaurans, le lait d'âneffe ; tout fut inutile : la maigreur augmenta toujours jufqu'au marafme dans lequel elle mourut, fans avoir jamais eu un inftant de fievre, ni aucune douleur particuliere.

REMARQUES.

Il étoit tout naturel de regarder la difficulté de l'éruption des regles comme la caufe de tous ces défordres ; mais il y en avoit une autre plus fenfible, c'étoit le changement fubit du genre de vie de cette jeune perfonne. Elle étoit accoutumée à un mouvement continuel, au grand air ; elle n'en fit plus que pour aller aux offices & à une promenade très-lente & très-courte les jours de fête, ou pour aller à la meſſe les jours ouvriers : tout le reſte du tems ſe paſſoit à la maiſon à l'arrangement d'un très-petit ménage , & à des occupations fort tranquilles. Voilà la grande cauſe du mal. En ſuppoſant qu'il n'eût dépendu que de la difficulté de l'éruption des regles , il ne devoit pas être traité d'abord autrement que ſi on eût reconnu cette première cauſe. C'étoit du mouvement & de l'exercice que la nature demandoit. On employa l'émétique & les purgatifs, qui, d'une ſimple incommodité, firent une maladie mortelle, parce qu'ils s'oppoſerent aux efforts & à l'action de la nature... L'eſtomac étoit en défaut. Sans doute qu'il étoit en défaut ; mais ce n'étoit pas en le ſecouant violemment, ni en l'irritant qu'on pouvoit eſpérer de le rétablir. Il ne lui falloit que le grand air & le mouvement auquel la malade étoit accoutumée ; il falloit au moins en eſſayer d'abord , ſauf à employer les autres remedes , quand ils auroient été mieux indiqués.

Tous les médecins regardent la langueur comme un figne qui annonce, qui accompagne, ou qui fuit d'autres maladies. M. de Sauvages en a fait une efpece particuliere de maladie, fous le nom d'*afthenia* ; & il a raifon, cette maladie eft très-commune parmi les filles : elle en fait périr un très-grand nombre. Il eft vrai qu'elle dépend fouvent des affections de l'ame, & alors elle n'eft pas effentielle comme dans le cas préfent.

IIᵉ. OBSERVATION.

Sur les pâles Couleurs.

Une cuifiniere avoit une fille de 8 ans, qu'elle avoit laiffé, en entrant en condition, chez des petits particuliers, qui l'employoient au-dedans & au dehors à toute forte d'ouvrages. Cette fille devint très-forte. Parvenue à 13 ou 14 ans, déja formée, fans être réglée, la mere l'attira auprès d'elle, & l'occupa à faire de la dentelle. Cette fille engraiffa beaucoup, pâlit, & perdit de fon activité, à mefure qu'elle engraiffoit. L'appétit tomba fans que l'embonpoint diminuât ; la pâleur fit des progrès si rapides, que les personnes les plus indifférentes s'en apperçurent. La mere consulta. On traita cette fille à-peu-près comme la précédente ; la graisse fondit , mais la pâleur, au lieu de diminuer , prit différentes nuances plus désagréables à voir. Après quatre ou cinq mois de remedes inutiles & nuisibles , je fus consulté ; je conseillai de faire quitter la dentelle à cette fille , de lui faire faire la grosse besogne de la maison , & de lui faire prendre , trois fois par jour , deux ou trois onces de vin blanc , dans lequel on auroit fait infuser une boule de Mars. En moins de six femaines , elle fut réglée , & elle reprit successivement ses couleurs ; son embonpoint & sa vivacité.

REMARQUES.

La lenteur , la stagnation des humeurs & le relâchement des solides , font toujours inséparables des pâles couleurs. Les purgatifs & tous les remedes actifs , quelle que soit leur maniere d'agir , ne peuvent remédier à cet état que

que par hasard. Ils l'aggravent au contraire
souvent, comme cela est arrivé dans ce cas,
parce qu'en évacuant fortement, ils épaississent
les humeurs, & que n'agissant que momentanément sur les solides qu'ils irritent, ils les
laissent dans un plus grand relâchement après
que leur action est passée. Il faut un mouvement suivi qui anime peu-à-peu la circulation,
& qui augmente le ressort des solides dans
toutes les parties. Cet avantage ne peut se trouver que dans les exercices proportionnés aux
sujets qu'on traite, & il faut toujours préférer
ceux auxquels on a été accoutumé. Ils ne manquent jamais de produire leur effet, pour peu
qu'ils soient secondés par des remedes analogues ; & rien n'est plus propre à seconder les
bons effets du travail & du mouvement, que
le vin & les particules de fer dont il se charge.
Il est à remarquer que les différentes préparations de fer, qui sont les plus puissans toniques, ne réussissent jamais mieux que lorsqu'elles sont secondées par le mouvement.
Le succès prompt que ces deux moyens ont
eu dans ce cas, prouve qu'ils doivent aller
ensemble.

IIIᵉ. OBSERVATION.

Sur la Dépravation du Goût.

La plus jeune de trois sœurs , dont les deux aînées avoient été réglées à 13 ans, ne l'étoit pas encore à 15 , quoiqu'elle fût aussi grande que les autres. Elle avoit toujours eu un goût particulier & différent des autres enfans. Elle n'aimoit point les sucreries , ni les douceurs. Parmi les fruits , elle avoit toujours préféré ceux qui étoient aigres , acerbes, ou peu mûrs ; quelquefois elle se gorgeoit de certains alimens, peu de jours après elle ne vouloit plus en goûter. Parvenue à l'âge où ses sœurs avoient été réglées , elle eut quelques accès de fievre , avec des symptômes qui annonçoient qu'elle ne tarderoit pas à l'être : mal de tête , les yeux cernés , mal aux reins , aux lombes , aux aines , des tiraillemens dans les membres , &c. Pendant la fievre , elle n'avoit voulu prendre que de la limonade , de l'eau de groseille , & du bouillon fort chargé d'oseille. La fievre se dissipa sans que rien parût , & sans

qu'elle fût plus preflée de manger. Quelques
jours après, on s'apperçut qu'elle trempoit du
pain dans du vinaigre, & qu'elle avoit dans
fa poche du fel qu'elle mangeoit à poignées.
En l'obfervant de plus près, on s'apperçut
auffi qu'elle mangeoit des charbons & du pla-
tras. On avoit effayé en vain plufieurs fois de
lui faire quelque remede ; elle difoit qu'elle fe
portoit bien. Cependant fon teint étoit tantôt plombé, tantôt jaune & tantôt verd. Son
ventre étoit fouvent fi gros & fi tendu, qu'il
auroit fait naître des foupçons, fi elle avoit
été dans un autre état. Ses fœurs, dont elle
fe méfioit moins, lui firent entendre raifon.
On la traita de toutes les façons, mais fans
fuccès. On la baigna, on lui fit prendre des
eaux minérales tout auffi inutilement ; enfin,
on l'envoya à la campagne chez des payfans.
Le premier jour, elle voulut goûter de leur
foupe, qui étoit faite avec du lait battu, (c'eft
du petit lait de beurre aigri) ; elle trouva cela
bon. Dès ce moment, elle en mangea matin
& foir, elle en but toute la journée pendant
plufieurs jours ; & fucceffivement elle mangea,
comme les payfans, qui ne fe nourriffoient

que de petit lait, de foupes aux herbes, aux
légumes & au lard, & le foir d'une forte de
galimafrée avec du gros pain, de tranches de
pommes féchées au foleil, & de petits pru-
neaux cuits dans le petit lait de beurre. Un
foir qu'elle en avoit trop mangé, elle s'en
trouva incommodée; elle demanda du petit
lait battu : elle s'en gorgea jufqu'à ce qu'elle
vomît. Il lui furvint un cours de ventre, qui
dura quelques jours, fans qu'elle changeât rien
à fon régime. Les regles fuivirent de près,
& fa fanté fe rétablit fi bien, qu'en moins de
fix mois elle l'emporta fur fes fœurs par la
fraîcheur & par les charmes qui leur étoient
communs. Cette demoifelle a toujours confervé un goût de prédilection pour le petit lait
battu, dont elle fe nourrit fouvent, fur-tout
les jours maigres.

REMARQUES.

Vouloir juger des goûts & des appétits,
vouloir toujours fuivre une méthode raifon-
née pour les dérangemens de l'eftomac,
donner fans cefse des confeils, & prefcrire

des regles de conduite à cet égard , c'eft au
moins déraifonner , fi ce n'eft pas délirer.
Tout indique en certains cas , comme dans
celui-ci , que la nature eft elle-même hors
des regles. Comment lui indiquer ce qui peut
lui convenir? Elle eft quelquefois tellement dé-
voyée , qu'on a vu des filles (j'ai vu moi-
même des garçons) chercher avec un defir
extrême , & manger avec la plus grande délectation & une fenfualité inexprimable , les
chofes les plus abfurdes , qui font horreur à
ceux qui fe portent bien , & qui leur en feroient à elles-mêmes dans un autre tems, des
poux , des puces , des punaifes , des clopor-
tes & d'autres infectes , du platre , de la terre ,
&c. Quel confeil donner dans ces cas-là ?
Quel remede adminiftrer? Il n'eft pas rare de
voir réuffir ces chofes abfurdes ; il eft encore
moins rare de voir échouer tous les remedes
& tous les fecours les mieux concertés en apparence. Laiffez donc faire la nature , veillez-
la au lieu de la contraindre , flattez-la , elle
trouvera ce qui lui convient. Un caprice, une
bizarrerie fe guérit par un autre caprice, par
une autre bizarrerie. Ne forcez jamais le goût

ni les appétits décidés , voilà la regle géné‑
rale ; voici le meilleur confeil & le plus fage :
je l'emprunte tout entier de M. le *Clerc* , parce
qu'il rend parfaitement mon idée , & qu'il eft
très – conforme aux loix de la nature. C'eft
ainfi qu'il s'explique dans l'ouvrage que j'ai
déja cité , page 181.

» « Le tempérament , quel qu'il foit , doit
» infpirer au médecin une attention fpéciale,
» j'oferois prefque dire , en une infinité de
» cas , un refpeét infini , pour les goûts , les
» appétits , les mouvemens d'infpiration du
» malade. Car qu'eft‑ce que le tempérament ?
» La conftitution propre individuelle du ma‑
» lade. Qu'eft‑ce que la nature dans l'animal
» fain ou malade ? L'énergie des différentes
» parties & qualités qui la conftituent ; éner‑
» gie qui tend fans ceffe à fa confervation , &
» de la maniere la plus forte. En conféquence
» de ces deux principes , qu'eft ‑ ce que les
» goûts , les appétits , ces fortes d'infpirations
» du malade ? Souvent la voix de cette éner‑
» gie ; & il eft rare que cette voix ne doive
» pas être écoutée , quand elle parle conftam‑
» ment & continûment. »

Dans l'état ordinaire de la meilleure santé, nous voyons, tous les jours, que les choses, que nous croyons les plus indigestes, font celles que certaines personnes digerent le mieux ; & , au contraire, que celles qu'on croit les plus aisées à digérer, font très-indigestes pour d'autres. Combien de gens robustes ne digerent ni le lait, ni les œufs frais, ni la soupe ? Combien de vieillards qui digerent les légumes qu'on croit les plus lourds, les viandes fumées, marinées & féchées ? J'ai connu pendant 24 ans, fans jamais l'avoir vu malade, un ingénieur en chef, qui, à plus de quatre‑vingts ans, foupoit avec du jambon, du cervelas, du pâté, &c. J'ai connu, auffi long‑tems, une femme du même âge, qui n'étoit jamais auffi fûre d'une bonne nuit, que lorfqu'elle mangeoit à fon fouper, jufqu'à fe gorger, de la croûte de pâté la plus dure. Ces exemples pourroient être multipliés fans nombre. Pour en tirer quelque conféquence jufte & avantageufe, c'eft ici le lieu de relever une erreur la plus abfurde & la plus généralement répandue fur la médecine, & fur les médecins.

Selon l'ufage reçu par-tout, chez les grands comme chez les petits, demander un médecin, c'eft appeller un homme toujours armé d'un remede, pour le mettre à la place du mal & fe retirer, comme on demande un menuifier, pour mettre une cheville dans un trou. Plus le remede eft recherché, plus il eft annoncé avec emphâfe, plus il eft préfenté avec adrefle, plus le médecin eft grand, lumineux & célebre. Mais ce n'eft pas là un médecin; non, le médecin n'eft point un homme armé d'un remede. Il lui en faut rarement; il connoît les limites étroites de l'art, & la fphere immenfe de la nature. Le médecin eft un homme toujours armé d'une grande raifon, d'un grand difcernement, d'une grande prudence, d'une patience à toute épreuve, & d'un jugement rare formé par les méditations les plus profondes & par une longue expérience. Ce médecin n'eft point entouré d'artiftes, qui fe mettent fur la même ligne, lorfqu'ils ne prennent pas le deffus; il n'eft point entouré de compofitions recherchées; il n'eft point enveloppé dans le tourbillon d'une fumée perpétuelle de fourneaux

& de vafes de toute efpece : tout lui fert, tout eft prêt pour lui. Il parle peu, il écoute beaucoup ; &, au milieu d'une profonde réflexion, aidé du confeil de la raifon, de la nature, il prend tantôt une fleur, tantôt un fruit, tantôt une feuille, tantôt une écorce, tantôt une racine, tantôt une gomme, tantôt une fémence, tantôt un fuc, tantôt une herbe, tantôt un infecte, tantôt une coquille, tantôt une terre, tantôt un minéral, enfin, quelqu'une de cette immenfe variété de fubftances que la nature lui offre. Tantôt il la cuit, tantôt il l'écrafe, tantôt il la moud, tantôt il la mêle, &c. ; & il la rend à la nature dans l'individu qui fouffre, fans lui jamais faire, hors les circonftances où il eft forcé de prendre un parti violent, un mal qu'il ne puiffe pas vaincre, en lui donnant fon contraire, lorfqu'il ne lui fait pas de bien. Voilà le médecin, qui, par-tout où il eft, trouve, lorfqu'il eft de fon plein droit, tout ce qu'il lui faut, parce que la nature le fert avec profufion. Seroit-il poffible qu'au milieu de cette abondance, il eût en Europe befoin de l'Afie ? Quoi ! cette drogue fi vantée à la Chine & au Japon, aura la même valeur en France, en Angleterre, en Allemagne? C'eſt plus qu'une erreur, c'eſt une abſurdité. Non, il n'eſt pas poſſible que le mal ſoit en Europe, & le remede en Aſie. Mais l'homme du Japon & de la Chine n'eſt-il pas organiſé comme le François, l'Anglois, le Hollandois, &c.? Oui, ſans doute, c'eſt-à-dire, que l'homme de la Chine & du Japon a des bras, des jambes, &c., comme tous les autres; mais tous ces hommes ſont ſuſceptibles d'impreſſions abſolument différentes, par toutes les différences de leur maniere d'être & de vivre. La preuve de cela, c'eſt que nous employons bien différemment les ſubſtances qui nous viennent de chez eux, & à des doſes bien différentes; je ne veux citer pour exemple que l'opium. Le prenons-nous comme les Turcs? Mais l'expérience? Erreur encore. Ce n'eſt point l'expérience qui parle, c'eſt le préjugé, c'eſt l'amour – propre, c'eſt la vanité. Mais les ſavans ont décidé.... Il n'y a pas d'autres ſavans, en médecine, que ceux qui paſſent leur vie auprès des malades, qui les étudient, qui les ſoignent, qui les conſolent, qui les conſiderent ſous toutes les faces, tant du phyſique que du moral, & qui les jugent, malgré leur déguiſement, même dans le fort intérieur, non ſur les paroles, mais ſur les faits & ſur les ſignes, ſans enthouſiaſme, ſans prévention, ſans baſſeſſe, ſans flatterie. La médecine, en un mot, eſt la connoiſſance de la marche de la nature, & le médecin eſt un homme dont la tête eſt bien organiſée, qui eſt judicieux, réfléchi, & inſtruit des maux de l'humanité par la méditation & par l'expérience. L'une & l'autre lui apprennent que la nature ſe dérobe ſouvent à ſes recherches, & qu'il ne doit pas paſſer les bornes de la prudence.

IVᵉ. OBSERVATION.

Sur une apparence de Mélancholie, ſuivie du changement de Caractere.

La fille d'un avocat, qui avoit été fort vive & fort pétulante dans ſon enfance, & qui étoit devenue fort éveillée, à meſure qu'elle avoit grandi, commença à devenir grave & ſérieuſe en approchant de 14 ans. Elle aimoit

paſſionnément auparavant la danſe, la muſi-
que, & tout ce qui portoit à la diſſipation.
On la vit préférer, peu-à-peu, la tranquillité, la retraite & les choſes ſérieuſes. On
crut que c'étoit l'effet de la réſerve, de la retenue & de la modeſtie qui conviennent à
ſon ſexe. On ſe trompoit, c'étoit une affaire
de goût & de penchant. Elle s'en expliqua,
on ne s'en inquiéta pas moins ; on voulut abſolument lui faire des remedes, ſous prétexte
que cela n'étoit pas naturel, & venoit de
ce qu'elle n'étoit pas grande fille, quoique
très-formée. Elle ſe prêta à tout, & devint
ſérieuſement malade. On la laiſſa tranquille,
elle ſe rétablit. On lui fit faire de petits voyages, les regles parurent, & ſe comporterent
bien ; mais ſon humeur ne changea pas : elle
eſt reſtée grave & ſérieuſe, mais bien portante.

REMARQUES.

La puberté influe ſur le moral comme ſur
le phyſique, & les changemens qui ſe font à
cette époque ſur l'un, ne ſont pas moins éton-
nans que ceux qui ſe font ſur l'autre. Quoi-

qu'il foit très – ordinaire que la puberté pro-
duife un effet tout contraire, c'eft-à-dire,
qu'elle rend ordinairement plus gai, plus
hardi, plus ouvert, plus entreprenant, plus
fier, ce qui fe remarque plus particuliérement
parmi les garçons, il n'en eft pas moins vrai
qu'elle rend auffi plus grave, plus férieux,
& plus réfléchi, felon les changemens qui
s'operent dans les différens individus. Je veux
bien croire que l'éducation, les confeils &
fur – tout l'étonnement qu'on éprouve foi-
même, à cette époque, influent beaucoup fur
la conduite extérieure des jeunes gens de l'un
& de l'autre fexe ; mais il eft très-certain que
le moral des uns tourne autant au férieux &
au recueillement, que celui des autres tourne
à la joie & à la diffipation. C'eft cette différence dans les affections morales qui d'un côté
peuple les couvens de religieux & de reli-
gieufes, & de l'autre le monde de tant d'ex-
travagans & d'extravagantes. Les nuances de
part & d'autre font extrêmes ; & ce n'eft pas
ici le lieu de les difcuter. Ce qu'il nous importe de faire obferver, c'eft que ces effets,
tout oppofés qu'ils font, font très-naturels

les uns & les autres, felon la difpofition des
fujets, & qu'on ne doit pas les traiter légérement, comme des maladies. Le corps, le caractere, le tempérament, l'efprit comme le
jugement changent, & prennent une confiftance, & pour ainfi dire, une affietté différente dans le moment de la puberté; pourquoi
donc celui qui eft gai ne deviendroit – il pas
férieux, comme celui qui eft férieux devient
gai? On verroit tous les jours des exemples
de cela, peut-être même de plus frappans,
fi on fuivoit les jeunes gens avec quelqu'attention. En effet, on voit de beaux blondins,
qui, à cette époque, deviennent bruns, des
châtains qui deviennent noirs, des maigres
qui deviennent gras, des foibles qui deviennent forts, des fanguins qui deviennent phlegmatiques, des bilieux qui deviennent atrabi-
laires; pourquoi donc n'obferveroit – on pas
d'auffi grandes différences dans le moral,
car l'un fuit l'autre de près ou de loin, fous
différentes nuances qui ont des avantages &
des défavantages plus ou moins fenfibles,
qu'il eft important de faire remarquer?

DE

LA DIFFÉRENCE

DES CONSTITUTIONS,

O U

DES CARACTERES DIFFÉRENS

Que le Tempérament prend , dans l'un &
dans l'autre Sexe , lorfque la Puberté eſt
confirmée.

SI je ne m'étois pas impoſé la loi d'être auſſi
laconique qu'il eſt poſſible, en me bornant
ſtrictement à ce qui peut être utile , & facilement entendu de tout le monde , j'aurois
ſuivi pas-à-pas , malgré quelque différence
dans la façon de penſer, M. le *Clerc* , dans
le beau morceau de ſon hiſtoire naturelle de
l'homme , conſidéré dans l'état de maladie ,
où il expoſe ſes doutes ſur la doctrine des

tempéramens. Tout y eſt ſi bien ſenti, ſi bien vu, ſi bien préſenté, que, pour diminuer les regrets que j'ai de ne pouvoir pas diſcuter cette matiere, je ne rapporte ici que les notes que ſon excellent ouvrage m'a donné occaſion de faire dans le tems.

Nous avons dit que la puberté eſt le terme du développement & de l'accroiſſement de l'homme; c'eſt auſſi celui où il acquiert, par le rapport que les ſolides & les fluides ont les uns avec les autres, par la juſte combinaiſon & par le degré de perfection où ils ſont parvenus eux-mêmes, la faculté d'exécuter toutes les fonctions dont il eſt ſuſceptible, & ſpécialement celle de ſe reproduire. Cette fonction s'exécute comme toutes les autres, ou peut s'exécuter ou ſe répéter avec plus ou moins de régularité, plus ou moins d'aiſance, & à des intervalles plus ou moins rapprochés, ſelon la conſtitution de chacun. L'aptitude, le penchant, les diſpoſitions, qui réſultent de la complexion pour cette fonction, conſtituent & décident ce qu'on appelle le tempérament ; & les degrés de cette aptitude en font les différences.

On conçoit que ces différences doivent être fort variées par les nuances dont elles font fufceptibles (1) ; notre intention n'eft pas de les fuivre bien loin , nous nous écarterions de notre fujet. Nous nous bornons aux caracteres effentiels qui les indiquent , & qui fuffifent pour faire connoître ce qui peut réfulter de bien ou de mal de chaque tempérament confidéré en général.

Nous ne déduirons pas, comme les anciens, les tempéramens des quatre élémens, ni des quatre qualités fenfibles, le froid, le chaud, le fec & l'humide, qu'ils combinoient diverfement & qu'ils faifoient dominer l'une fur l'autre. Ce n'eft pas qu'il n'y ait du vrai dans

_____

(1) « Le changement de climat , le genre de vie , le
» côté phyfique & moral de chaque individu , font les
» caufes du tempérament acquis , & la multiplicité de
» ces caufes réunies dans l'individu rendent fon tempéra-
» ment de plus en plus compofé ; mais la fomme de ces
» variétés rentre dans l'unité , dans l'uniformité de la
» conftitution primordiale ; & les différences individuel-
» les , qui appartiennent en propre à chaque fujet , font
» précifément c qu'on appelle l'*Ydiofincrafie* de chaque
» fujet. » *Hiftoire naturelle de l'homme malade* , page 197.

les écrits auffi volumineux que multipliés, qu'ils ont faits fur ce fujet ; mais aidés des lumieres de la phyfique infiniment plus étendues, nous avons appris à nous expliquer d'une maniere plus claire, plus précife & plus intelligible. Nous déduirons donc le tempérament de l'état des folides & des fluides, de leur enfemble, de leur harmonie, de leurs rapports & de leurs perfections refpectives.

L'homme, confidéré phyfiquement, eft compofé, comme tout autre animal, de folides & de fluides. Ces deux grands genres fe diftinguent en différens ordres, dont les principaux font d'un côté les os, les cartilages, les membranes & les fibres tant charnues que nerveufes. De l'autre part, on diftingue le fang, la lymphe, la bile & le phlegme. Toutes ces parties font fufceptibles des mêmes modifications & des mêmes combinaifons que les quatre élémens, & les quatre qualités fenfibles des anciens, par les différens rapports & les degrés de perfection qu'elles ont en elles-mêmes & dans leur enfemble. Depuis la naiffance jufqu'à la puberté, tous les efforts de la nature, dans chaque individu, tendent à les amener à cette perfection ; de maniere que, dans ce long intervalle, les folides & les fluides agiffant les uns fur les autres, ceux-ci s'atténuent, fe raffinent, s'épurent & s'affimilent, tandis que les autres s'étendent, fe refferrent, fe raffermiffent & fe fortifient. Arrivés enfin au point où ils peuvent parvenir, felon leur conftitution primitive, ils déploient dans toutes les fonctions toute l'énergie qu'ils ont dû acquérir.

En comparant différens individus entr'eux, on a remarqué quatre degrés de cette énergie bien diftincts, par une fuite de combinaifons & de modifications bien marquées, & on s'en eft fervi pour fixer les quatre tempéramens principaux qu'on a défignés par les noms de *fanguin*, de *bilieux*, d'*atrabilaire* ou *mélancholique*, & de *phlegmatique*, felon l'humeur qui y domine. Nous adoptons cette divifion, ou ces différences, parce qu'en obfervant ce qui fe paffe dans les différens individus, on voit en effet que tous les phénomenes de l'économie animale fe rapportent aux différentes combinaifons de ces quatre humeurs. Elles deviennent fi fenfibles à l'âge

de puberté, qu'elles confirment le tempérament de chaque fujet; &, bien loin de changer à mefure qu'il avance en âge, il fe fortifie, à moins qu'il ne foit altéré ou détruit par
des caufes accidentelles.

Quoique les tempéramens, comparés &
confidérés tous enfemble, foient fupérieurs
l'un à l'autre, à quelques égards, ils font néanmoins également parfaits pris féparément, &
chacun a fes avantages & fes défavantages.
Chacun fuppofe une exacte proportion
entre les folides & les liquides, felon les
combinaifons qui fe font établies, dans chaque individu, par la fucceffion du tems, à
mefure que le développement des parties s'eft
fait, & qu'elles ont acquis le degré de
confiftance qui leur convenoit, felon les
qualités des premiers rudimens de l'individu (1); c'eft ce que nous allons tâcher de

---

(1) Quoique la différence des tempéramens dépende
effentiellement de la combinaifon & des qualités fuccef-
fives qu'acquierent les folides & les fluides, elle dépend
auffi de la nature, & des qualités primitives des premieres
molécules de chaque individu. La nature de ces molécu-

faire voir, en examinant les tempéramens féparément, & chacun en particulier.

---

les eft peut-être auffi différente d'un individu à un autre,
que d'un genre à l'autre ; & je ne doute pas que les premieres molécules, deftinées à former une femme, ne foient
abfolument différentes de celles qui font deftinées à former un homme. Il paroît que le plus grand nombre de
philofophes a cru le contraire, puifqu'ils ont cherché &
qu'ils ont cru trouver des analogies dans tous les organes
des deux fexes, malgré les différences encore plus fenfibles
dans ces organes, que dans tout l'enfemble de la confti-
tion phyfique & morale de l'un & de l'autre fexe. L'un a un
caractere naturel de force, & l'autre de foibleffe, qui ne
permet pas de s'y méprendre. C'eft de cette feule différence de la conftitution phyfique, qu'on peut & qu'on
doit déduire les raifons de toutes les différences qui diftinguent les tempéramens, les qualités, & les attributs des
fexes & des individus.

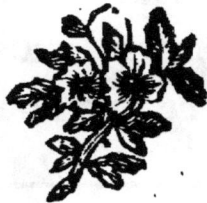

DES

AVANTAGES

ET

DES DÉSAVANTAGES

DU TEMPÉRAMENT SANGUIN.

LE tempérament fanguin annonce la meilleure, la plus brillante & la plus agréable de toutes les conftitutions. On l'appelle fanguin, non-feulement parce que le fang y eft plus abondant, mais parce qu'il eft mieux élaboré, plus atténué, plus fluide, plus riche & plus parfait ; qu'il circule avec plus de facilité, qu'il fe diftribue avec plus d'égalité dans toutes les parties qu'il arrofe, qu'il humecte, & qu'il entretient dans un état de foupleffe & d'élafticité ; tandis que de leur côté elles contribuent à l'aifance de fa circulation, à la régularité de toutes les fonctions,

& par conféquent à la perfection de toutes
les humeurs qui en dérivent.

Dans cette heureufe conftitution, où tout
fe fait avec aifance & tranquillité, tout étant
dans des juftes proportions, l'ame & le corps
fe trouvent dans une affiette agréable, qui
fe manifefte par des fignes également frappans de part & d'autre. Auffi les fanguins
ont-ils un air tranquille, fatisfait, doux,
agréable & plaifant. Ils font prompts, vifs,
animés, bons, francs & très – difpofés au
plaifir. Ils ont les yeux tendres, le teint ver-
meil & couleur de rofe, la peau blanche
& bien veinée, les membres fouples, la tournure élégante, les cheveux blonds, châtains,
ou brun-clair. Tout annonce en eux la fanté
& la vivacité des paffions; mais on prétend
qu'elles ne font pas de longue durée, qu'ils
font prompts à fe fâcher, & faciles à radou-
cir, fuperficiels, légers, volages & inconf-
tans. C'eft cette conftitution qui fournit les
Céladons, les Narciffes, les Adonis, les gens
d'efprit les plus aimables dans la fociété, &
qui fe font remarquer par un goût fin, déli-

cat & recherché dans leur ton & leurs manieres, comme dans leurs productions.

Cette complexion eſt propre à tous les
exercices & à tous les travaux, tant du corps
que de l'eſprit ; mais elle ne permet aucun
excès : tout y étant en équilibre , ou dans
une parfaite harmonie , il eſt aiſé de concevoir qu'il faut peu de choſe pour la troubler.
C'eſt pourquoi les ſanguins doivent préférer
dans leur régime tout ce qui tempere , tout
ce qui calme, tout ce qui rafraîchit. Ils doivent éviter ſur – tout les excès du vin &
de la bonne chere, les boiſſons fermentées,
les liqueurs ſpiritueuſes, les mets trop ſuccu-
lens, les aromates de toute eſpece, les odeurs
fortes, & tout ce qui eſt capable de faire une
impreſſion vive & ſenſible ſur les nerfs , &
d'agiter la circulation.

Toute avantageuſe qu'eſt cette conſtitution,
elle ne peut ſe ſoutenir que dans la modération. Elle ſupporte difficilement les contraſ-
tes, ſur-tout ceux qui dépendent des injures
du tems & des variations de la température.
Le paſſage ſubit du froid au chaud , du ſec à
l'humide, du mouvement au repos, expoſe les

fanguins aux maladies les plus cruelles , aux
ftafes , aux engorgemens , aux fluxions , aux
phlegmons , aux inflammations , aux hémor-
rhagies , aux hémopthyfies , &c.

Ces maladies , toujours redoutables , ne
le font jamais autant que dans les approches
ou au commencement de la puberté. Comme
le fang y joue toujours le principal rôle , la
grande quantité qu'il faut en tirer très-promptement , pour aller au-devant , ou pour remédier à des accidens qu'il ne feroit pas poffible de vaincre autrement , épuife tellement
les humeurs & relâche fi fort les folides ,
qu'on change abfolument la conftitution , ou
qu'on l'affoiblit à un point qu'elle n'eft plus
reconnoiffable , ou qu'on n'en conferve que
les défavantages.

A l'âge dont nous parlons , tout eft de la
plus grande conféquence dans cette conftitu-
tution ; nous l'avons déja annoncé , on doit
le fentir ici plus que jamais. Si , dans le moment où la nature fe montre dans fa beauté ,
on lui ôte quelque chofe de fon brillant , fon
luftre s'altere néceffairement , & , une fois
terni , il ne reprend jamais le même éclat. On

doit concevoir , par - là , de quelle importance il eſt de veiller de près les jeunes gens de cette conſtitution. Plus elle eſt riche, plus elle exige de précautions. On ne ſauroit donc mettre trop d'attention pour diſtinguer les incommodités des maladies ; cependant hors les cas d'inflammation , les unes & les autres n'exigent que des précautions du côté du régime & de la conduite , pour calmer l'effervefcence des humeurs toujours facile , & la fenſibilité des ſolides toujours extrême. Calmer & relâcher , ſans excès , ſont les deux points principaux. Diminuer la maſſe des humeurs n'eſt pas un article moins important ; mais c'eſt l'affaire de la diete bien entendue & bien ménagée. La ſaignée & les purgatifs ne doivent jamais trouver place ici pour les cas légers. Comme tout eſt parfait dans cette conſtitution , il n'y a rien à ajouter, rien à diminuer, rien à changer ; l'art n'a donc qu'à toujours veiller , preſque jamais à agir , mais toujours à conſerver , rarement à réparer. Dans l'abondance, c'eſt l'ordre & l'harmonie qui ſouffrent le plus ſouvent de l'inconduite ; c'eſt la ſageſſe & la prudence qui doivent les rétablir.

Si on veut y faire attention, on s'appercevra bientôt que beaucoup de jeunes gens,
qui, jufqu'à l'âge de puberté, ont été de la
plus grande efpérance & de la plus brillante
fanté, deviennent maigres, foibles, pâles &
délicats, pour avoir été traités férieufement
de maladies légeres. On s'appercevra plus facilement encore que de jeunes filles, potelées & fraîches comme des rofes, fe font
flétries & féchées, & qu'elles ne font parvenues que très-tard à la puberté, pour avoir
voulu hâter ce moment par des faignées &
d'autres remedes auffi pernicieux, qui font
fouvent la caufe de cette débilité à laquelle
on attribue, avec raifon, les affections nerveufes fi communes de nos jours.

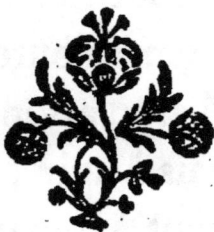

DES
AVANTAGES
ET
DES DÉSAVANTAGES
DU TEMPÉRAMENT BILIEUX.

LE tempérament bilieux, fans être auffi brillant & auffi agréable que le fanguin, a au
moins autant d'avantages ; mais il a infiniment
plus d'inconvéniens. Tout eft extrême dans
cette conftitution. La bile qui y domine laiffe
des traces par-tout. Chez les bilieux, la peau
eft toujours plus ou moins brune & jaunâtre,
rude, feche & velue. Ils font maigers, fecs ;
mais très-forts, très-robuftes & très-vigou-
reux. Ils ont les yeux étincellans, l'air grave,
la barbe ferrée, les cheveux blond – foncé,
ou noirs & fournis, les mufcles grêles, les
veines groffes, les membres nerveux, le pouls

dur, vif & fort. Aussi sont-ils prompts, décidés, hardis, braves, entreprenans, impé-
tueux, capables des plus grandes choses dans
tous les genres ; mais si faciles à irriter, que
beaucoup d'Auteurs désignent ce tempérament
par le nom de *colérique*. Il comporte en effet
des passions violentes, qui sont néanmoins
tempérées par beaucoup d'esprit, une imagination juste, une conception aisée, & un grand
discernement qui les contiennent.

L'extrême sensibilite, la vibratilité, & la
tension des nerfs, inséparables de cette constitution, font que les bilieux ne gardent presque jamais le milieu en rien, jusqu'à ce qu'ils
soient modérés par l'âge. Ils ont le cœur déci-
dément bon, ou mauvais ; ils aiment ou ils
haïssent à outrance. Ils sont de la meilleure
santé possible ; mais ils sont sujets aux maladies les plus graves, & susceptibles des accidens les plus redoutables, lorsqu'ils se laissent aller à leur impétuosité.

C'est pourquoi ils doivent éviter avec le
plus grand soin tous les excès, les mouvemens
violens, les grandes fatigues, les querelles,
les disputes, le jeûne, la grande diete, les

alimens chauds , les vins fumeux , les liqueurs
fpiritueufes , les ardeurs du foleil , les fubftances volatiles , aromatiques , les remedes
violens , les purgatifs , les fudorifiques ; en un
mot tout ce qui peut agacer, irriter, ftimuler les
folides , agiter la circulation & animer l'imagination. Les excès contraires ne leur font pas
moins nuifibles. Comme ils ont le fang naturellement épais & dépourvu de férofité , à
caufe de l'excès de la chaleur que comporte
la rapidité de la circulation , les chofes extrê-
mement rafraîchiffantes leur deviendroient
funeftes. La prudence exige d'eux qu'ils fe
bornent aux boiffons délayantes , tempérées
& légérement acides , aux alimens doux, mais
très-nourriffans , à caufe de la grande diffipation qu'ils font. Rien ne leur convient
mieux, dans l'état de fanté , que la bonne eau
de riviere ou de fource , le meilleur vin vieux ,
les alimens les plus ordinaires , fimplement
apprêtés , la falade , les herbes potageres de
toute efpece , les fruits aigrélets , comme les
fruits à noyau , les bains , le long fommeil &
la tranquillité d'ame, fur-tout après des occupations férieufes.

Dans l'état de maladie, c'est le tempérament le plus difficile à manier. Tout y est de
la plus grande conséquence. Il ne suffit pas ici
de pourvoir aux besoins du moment, il faut
tout prévoir. Dès qu'on a fait un écart, il n'est
souvent plus tems d'y rémédier ; tous les soins
doivent tendre à en écarter les accidens & ce
qui peut les aggraver. La grande attention
doit être sur-tout, après les précautions générales, qui ne doivent pas être différées, de ne
rien employer d'irritant, ni d'actif dans la violence du mal. Exciter ou modérer la nature à
contre-tems, c'est la pousser aux extrêmes,
& tout cela tient à l'etat des solides & des
fluides. Les uns sont tendus outre mesure, cris-
pés, roidis, tandis que les autres sont dans
une agitation & dans une effervescence extraordinaire. Un calme subit jetteroit les uns
dans une lenteur funeste, & les autres dans un
relâchement mortel. C'est ici principalement
qu'est nécessaire la prudence du médecin, qui
ne peut, ni ne doit employer que des moyens
doux, capables d'inviter, pour ainsi dire, la
nature pour la ramener peu-à-peu dans l'ordre
ordinaire. Tout étant de la plus grande éner-

alimens chauds , les vins fumeux , les liqueurs
fpiritueufes , les ardeurs du foleil , les fubftances volatiles , aromatiques , les remedes
violens , les purgatifs , les fudorifiques ; en un
mot tout ce qui peut agacer, irriter, ftimuler les
folides , agiter la circulation & animer l'imagination. Les excès contraires ne leur font pas
moins nuifibles. Comme ils ont le fang naturellement épais & dépourvu de féroſité , à
caufe de l'excès de la chaleur que comporte
la rapidité de la circulation , les chofes extrê-
mement rafraîchiffantes leur deviendroient
funeftes. La prudence exige d'eux qu'ils fe
bornent aux boiffons délayantes , tempérées
& légérement acides , aux alimens doux, mais
très-nourriffans , à caufe de la grande diffipation qu'ils font. Rien ne leur convient
mieux, dans l'état de fanté, que la bonne eau
de rivière ou de fource , le meilleur vin vieux ,
les alimens les plus ordinaires , fimplement
apprêtés, la falade , les herbes potageres de
toute efpece , les fruits aigrélets , comme les
fruits à noyau, les bains , le long fommeil &
la tranquillité d'ame, fur-tout après des occupations férieufes.

Dans l'état de maladie, c'eſt le tempérament le plus difficile à manier. Tout y eſt de
la plus grande conféquence. Il ne ſuffit pas ici
de pourvoir aux beſoins du moment, il faut
tout prévoir. Dès qu'on a fait un écart, il n'eſt
ſouvent plus tems d'y rémédier; tous les ſoins
doivent tendre à en écarter les accidens & ce
qui peut les aggraver. La grande attention
doit être ſur-tout, après les précautions générales, qui ne doivent pas être différées, de ne
rien employer d'irritant, ni d'actif dans la violence du mal. Exciter ou modérer la nature à
contre-tems, c'eſt la pouſſer aux extrêmes,
& tout cela tient à l'etat des ſolides & des
fluides. Les uns ſont tendus outre meſure, criſ-
pés, roidis, tandis que les autres ſont dans
une agitation & dans une efferveſcence extraordinaire. Un calme ſubit jetteroit les uns
dans une lenteur funeſte, & les autres dans un
relâchement mortel. C'eſt ici principalement
qu'eſt néceſſaire la prudence du médecin, qui
ne peut, ni ne doit employer que des moyens
doux, capables d'inviter, pour ainſi dire, la
nature pour la ramener peu-à-peu dans l'ordre
ordinaire. Tout étant de la plus grande éner-

gie, elle n'a que trop de reſſources pour agir ; le point eſſentiel eſt de la modérer inſenſiblement ; ſi on lui faiſoit violence, ſes écarts n'en ſeroient que plus dangereux.

Les bilieux ſont ſujets à toutes les maladies aigues, particuliérement aux fluxions de poitrine, aux fiévres ardentes, aux bilieuſes, aux coliques de toute eſpece, aux fiévres intermittentes, aux engorgemens du foie & à tous les déſordres qui s'en ſuivent, la jauniſſe, la conſtipation, &c. ; mais quelles que ſoient leurs maladies, & quelques légeres qu'elles puiſſent être, elles n'exigent pas moins d'attention. Si elles ſont mal traitées, ou ſi elles ne ſe terminent pas dans le tems preſcrit par la nature, ſans laiſſer des veſtiges, elles dégénerent facilement, & conduiſent preſque toujours aux maladies chroniques les plus rebelles, qui ont elles-mêmes le plus ſouvent des ſuites funeſtes.

Les remedes généraux qui y conviennent le mieux, ſont les delayans tempérans, ſans être trop relâchans, comme la limonade, le petit lait, l'eau de veau, l'eau de poulet, les lavemens, les bains, les fomentations, les juleps,

les

les apéritifs , les fondans , fur-tout les favo-
neux bien dofés , les purgatifs les plus doux &
bien placés. Quoique la faignée y convienne
en général moins que dans le tempérament
fanguin , elle y fait des miracles lorfqu'elle eft
faite à propos ; comme elle caufe les défordres
les plus irréparables , lorfqu'elle eft faite à contre-tems. C'eft pour cette raifon qu'on ne
fauroit prendre trop de mefures pour l'éviter
dans les jeunes gens de ce tempérament fur-
tout à l'âge de puberté. Le relâchement dans
les folides , & la lenteur dans les liquides , qui
en font les effets les plus marqués, font prefque
toujours fuivis d'une infinité d'accidens qui
changent le tempérament , ou qui l'alterent
pour toujours.

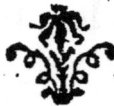

DES AVANTAGES

ET

DES DÉSAVANTAGES

DU TEMPÉRAMENT ATRABILAIRE,

OU MÉLANCHOLIQUE.

LE tempérament atrabilaire ne diffère du bilieux que par la nuance, mais la nuance eſt très-forte. La bile y domine également ; mais bien loin d'être auſſi fluide, auſſi diviſée, auſſi exaltée, elle eſt ſi craſſe, ſi épaiſſe, ſi hétérogene que les anciens l'ont appellée *atrabile* ou bile noire. Dans cette conſtitution, toutes les humeurs participent de cette qualité, parce qu'elles circulent difficilement à raiſon de la dureté, de la tenſion & de la rigidité des ſolides. Il réſulte du peu de ſoupleſſe qu'il y a d'un côté, & du peu de fluidité de l'autre, une gêne qui rend toutes les fonctions lentes & difficiles dans l'état de tranquillité, & qui y cauſe toujours quelque déſordre dans la fougue & dans l'impétuoſité, dont on voit échapper quelque étincelle, pour peu que la violence s'en mêle. C'eſt ce qui fait que les mélancho-liques paſſent facilement d'un extrême à l'autre.

Ils ſont maigres, blêmes, ſecs & décharnés. Ils ont la peau noire & brûlée; ils ont l'air auſtere, le regard dur; ils ſont ſombres, triſ-tes, taciturnes, timides, fins & obſtinés. Quoiqu'ils ayent toutes les paſſions violentes, ils ont la plupart l'art de les diſſimuler & de les nourrir long-tems en ſecret, pour les aſſouvir avec plus d'éclat. Cela leur eſt d'autant plus facile, qu'ils ont beaucoup d'eſprit, qu'ils ſont très-pénétrans, réfléchis & méditatifs.

Les mélancholiques forment la claſſe qui fournit le plus de grands-hommes dans tous les genres; les hommes de génie, les hommes profonds, les grands artiſtes, les grands phi-loſophes, les grands politiques. Le recueille-ment, la contention d'eſprit, & l'opiniatreté à ſuivre leurs idées, les rend capables des plus grandes choſes, des entrepriſes les plus com-pliquées & les plus hardies. Les mélancholi-que ſont encore plus difficiles que les bilieux

à manier en médecine, comme dans la société. Ils jouiffent d'une bonne fanté, tant qu'ils
ne fortent pas de la modération & du régime
tempéré qui leur convient ; mais les excès
peuvent leur devenir funeftes, fi on n'y pare
pas de bonne heure. Ils font fujets à toutes les
maladies des bilieux, & de plus aux obftructions, à la trifteffe & aux affections hypocondriaques, qui, lorfqu'elles font portées
à un certain point, ne font fufceptibles d'aucun remede, dont on puiffe efpérer du fuccès,
qu'en les conduifant d'une maniere prefque
oppofée à leur opinion, & c'eft peut-être la
chofe du monde la plus difficile. Dans ce tempérament, le régime doit être regardé comme
une vraie panacée, tant pour entretenir la fanté, que pour prévenir les maladies & pour affurer quelque fuccès aux autres remedes. Les
mélancholiques ne fauroient faire un trop grand
ufage de toutes les boiffons tempérantes, adou-
ciffantes, onctueufes & relâchantes pour hu-
mecter d'un côté, affouplir & relâcher les folides toujours trop tendus ; de l'autre pour dé-
layer, calmer & divifer les humeurs toujours
lentes & groffieres. Ils ne doivent cependant

pas fe priver de légers toniques, ni des aromates bien ménagés. Les uns & les autres font
également néceffaires pour réveiller & entretenir les ofcillations des vaiffeaux, pour pénétrer la maffe des liquides, & les rendre mif-
cibles avec les boiffons aqueufes, par l'inter-
mede des parties huileufes & falines de ces
fubftances, qui deviennent favonneufes lorfqu'elles font employées dans de juftes proportions. Une des plus grandes attentions qu'il
faut avoir dans le traitement des maladies
chroniques de cette conftitution, c'eft de com-
biner toujours les remedes de façon qu'ils forment conftamment une efpece de favon, qui
eft de tous les diffolvans celui qui leur convient
le mieux. Parmi les toniques & les aromates
dont ils doivent faire ufage, dans l'état ordinaire de fanté, ils doivent préférer les vins
blancs légers & bien mûrs, les liqueurs fermentées, légeres & bien conditionnées, toujours tempérées par beaucoup d'eau, & de la
meilleure qualité. Le fucre, le miel, la canelle,
la mufcade, le macis, le faffran, le tout en très-
petite quantité, leur conviennent, fur-tout au
défaut de nos plantes potageres aromatiques,

qui font fouvent infiniment meilleures pour eux que toutes les épices des deux Indes.

Pour rendre ce régime auffi efficace qu'il peut l'être, les mélancholiques doivent le feconder par un fréquent ufage des bains tempérés, des frictions feches, de toute forte d'exercices modérés, fur-tout celui du cheval. Il leur eft encore auffi effentiel de vivre dans un air doux & tempéré, avec des gens gais, que de fuir l'oifiveté, la trifteffe, la méditation, la contention d'efprit, les difputes, les difcuffions férieufes, &c. Tout ce qui eft capable de concentrer, ou de remuer vivement l'ame, de tenir dans l'inaction, ou d'agiter fortement le corps, leur eft également nuifible. Les mélancholiques ne peuvent guere s'écarter de ce régime, fans s'expofer à des maladies graves, qui font d'autant plus redoutables dans cette conftitution, que les remedes actifs y conviennent peu. Quelque bien indiqués qu'ils foient, on ne doit pas les hafarder avant d'avoir porté les folides au point de foupleffe qui convient pour en faciliter le fuccès. Les purgatifs fur-tout exigent cette précaution, parce qu'en agaçant les fibres

ils augmentent tellement la tenſion des vaiſſeaux, que non-ſeulement il ne ſe fait point
d'évacuation, mais encore que le déſordre
augmente par le trouble des humeurs que ces
remedes produiſent, en les pouſſant vers des
excrétoires qui ſe reſſerrent de plus en plus
au lieu de leur obéir. Dans les maladies aiguës, ou au commencement des chroniques,
la ſaignée leur convient. Lorſqu'elle eſt pla-
cée à propos, & qu'elle eſt proportionnée à
l'état des forces, rien n'eſt plus propre à dé-
tendre promptement les ſolides, & à redon-
ner de l'action aux humeurs qui ſont ſur le
point de ſe fixer. C'eſt ſouvent le ſeul moyen
ſur lequel on puiſſe compter pour produire
ce double effet. Mais on riſque d'en produire
un tout contraire, en jetant les ſolides dans
l'affaiſſement par un trop grand relâchement,
lorſque la ſaignée n'eſt pas contenue dans de
juſtes bornes, ou qu'elle eſt faite mal à propos. Hors les maladies aiguës, on ne ſauroit l'employer avec trop de circonſpection
dans les ſujets bien conſtitués ; il y a toujours
quelque riſque, ſur-tout dans les jeunes gens,
non-ſeulement parce que leur tempérament

n'eft pas affez formé pour que les folides foient dans un état de roideur, mais encore parce que leur tenfion dépend le plus fouvent de l'érétifme & de l'effervefcence des humeurs, que de toute autre caufe. On fait que dans ce cas les délayans peuvent avoir les mêmes avantages que la faignée, fans comporter les mêmes rifques.

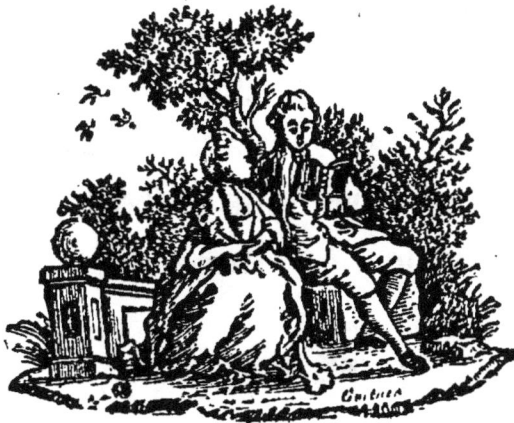

DES AVANTAGES

ET

DES DÉSAVANTAGES

DU TEMPÉRAMENT PHLEGMATIQUE,

OU PITUITEUX.

LE tempérament phlegmatique tranche sur tous les autres, de maniere à ne pas s'y méprendre, non par ses avantages, mais par beaucoup d'inconvéniens. Cette constitution est la plus foible, & pour ainsi dire l'inverse des autres.

Dans celle-ci, les liquides sont d'une part trop délayés, & de l'autre les solides trop abreuvés par le phlegme qui y surabonde. De-là, le relâchement des uns & la lenteur des autres, d'où naît cette prodigieuse quantité d'humeurs excrémentielles, crasses, épaisses & visqueuses, qu'il faut pour ainsi

dire remuer fans ceffe, en ftimulant les folides pour en prévenir la ftagnation, l'épanchement & la concrétion. Dans les autres conftitutions au contraire, il faut fe tenir toujours en garde contre leur tenfion, leur irritation & leur fenfibilité, pour empêcher
l'effervefcence, la fougue & l'impétuofité des
humeurs, qui fuccedent à leurs ofcillations,
trop fouvent ou trop fortement répétées. Ce
contrafte, qui forme par lui-même un caractere bien frappant, tient d'ailleurs à beaucoup
de qualités fenfibles dans la forme extérieure,
qui mettent une différence abfolue entre cette
conftitution & les autres.

„On diftingue aifément les phlegmatiques,
au teint pâle, à la peau blanche, liffe & po-
lie, peu ou point velue; aux cheveux plats
d'un châtain clair, ou d'un blond fade, peu
fournis & qui croiffent lentement; aux yeux
triftes, mornes & languiffans; à la chair
graffe, mais molle, flafque & bouffie. Les
phlegmatiques ont ordinairement les veines
étroites & profondes, leur fang eft peu com-
pacte & peu riche en efprits; leur pouls eft
peu vif & peu animé, & toutes leurs actions

font lentes. Auffi ont-ils eux-mêmes l'air fort lent, tranquille, pareffeux & nonchalant. Ils annoncent peu de paffions & peu d'efprit, & ils font fort fujets aux glaires, à la pituite & aux vents ; ce qui fait que beaucoup d'auteurs ont défigné ce tempérament fous le nom de *pituiteux.*

Les phlegmatiques forment la nombreufe claffe des gens foibles, froids, bornés, apa-thiques, timides & pufillanimes, que leur goût entraine à la bigoterie, aux petites pra-tiques en tout genre, & aux occupations tran-quilles & fédentaires qui devroient faire le partage des cloîtres, dont la nonchalance eft le vrai type. C'eft aux phlegmatiques que femblent être particuliérement adreffés les beaux pré-ceptes d'Horace fur la médiocrité, parce que leur imagination froide ne comporte pas des defirs que leurs forces ne pourroient fatisfaire ; ce qui les tient à tous égards dans un état de modération qui fixe leur bonheur dans la quiétude, & dans la douce contemplation des biens qui n'exigent pas beaucoup de violence du côté du phyfique.

Tout cela tient à l'état des folides & des

fluides. Par tout où le plhegme domine, le relâchement fuit avec la lenteur, & là il y a toujours néceffairement peu de feu, peu d'éfprits
& peu d'énergie. Tout cela doit être, pour
ainfi dire, d'emprunt dans cette conftitution.
Ce qu'il y a d'admirable, c'eft qu'il n'y a pas
de grands frais à faire pour y parvenir, lorfqu'on s'y prend de bonne heure. Les phlegmatiques fupportent aifément le jeûne, la diete, les peines & les fatigues modérées. Tous
les exercices du corps leur conviennent, & les
travaux les plus rudes & les plus foutenus, en
les y accoutumant peu-à-peu, leur deviennent
falutaires. C'eft par la variété des mouvemens, que la continuité des travaux imprime
à tous les folides & à tous les fluides, qu'on
vient à bout de diffiper le phlegme furabon-
dant, d'animer la circulation, d'augmenter le
reffort de tous les organes & de donner un
jufte degré de fluidité à toutes les humeurs.
Nous n'avons ceffé de dire, & nous devons
répéter ici que c'eft le travail qui donne la
trempe au corps des animaux. L'expérience de
tous les tems & de tous les lieux le prouve. On
ne voit nulle part des phlegmatiques, ni parmi

les gens de la campagne, ni parmi les soldats, ni dans les atteliers qui exigent une grande action du corps. Ce n'est que chez les enfans, les femmes, les oisifs & les esclaves de la paresse, de la mollesse & de la volupté, qu'on remarque plus particuliérement ce tempérament. L'inaction est la principale cause, qui non-seulement le développe & le fomente dans ceux qui y sont disposés par leur constitution primitive; mais encore elle altere tellement les autres constitutions, qu'il n'est pas rare de voir dégénérer en phlegmatiques, ceux qui paroissoient en être le plus éloignés. Cette métamorphose se fait sur-tout vers la puberté, si par quelque cause que ce soit, les solides au lieu de se fortifier de plus en plus, perdent de de leur ressort. Par la raison du contraire, ceux qui y étoient le plus disposés, changent, pour ainsi dire, tout-à-coup à cette époque, lorsque l'effort de la nature est secondé par des exercices propres à animer le feu, qui doit donner une nouvelle activité à toutes les parties qui se fortifient elles-mêmes, en proportion de l'action qu'elles exercent entre elles. Dans l'inaction & dans le repos, tout se re-

lâche & tout languit, & dans l'excès tout s'é-
puife & tout s'affoiblit. De tous les excès, le
plus nuifible à l'économie animale, eftl'inaction. Elle feule fuffit pour faire dégénérer les
meilleures conftitutions, tandis que le mouvement & les exercices bien ménagés amé-
liorent les plus foibles. C'eft ce qu'il eft aifé
de remarquer parmi les phlegmatiques que le
hafard place de bonne heure dans un état qui
affujettit le corps à des travaux pénibles & ha-
bituels. Examinez & comparez les différens
états de ce genre, vous n'y verrez que des
hommes forts & robuftes, quelque foit leur
tempérament. On diftingue néanmoins les
phlegmatiques, parcequ'ils fontmoins prompts
& moins animés que les autres, & qu'ils font
beaucoup plus fujets à toutes les maladies hu-
morales, fur-tout lorfqu'ils ne s'obfervent pas
fur le régime. Celui qu convient le mieux dans
ce tempérament, ne demande qu'une attention, c'eft d'en exclure tout ce qui rafraîchit
trop, qui tempere & qui relâche, pour donner
la préférence à tout ce qui ftimule, qui fortifie
& qui anime. Les aromates & toutes les fubftances qui contiennent beaucoup d'huile exal-

tée & de fel alkali volatil, fi contraires dans les
autres conftitutions, conviennent parfaitement
dans celle – ci. Les liqueurs fpiritueufes, les
boiffons fermentées & fur-tout les vins vifs &
généreux y font non – feulement falutaires,
mais fouvent d'une grande reffource, pour
prévenir beaucoup de maladies, & pour remédier à prefque toutes les incommodités qui
tiennent à cette conftitution. Je ne m'étendrai
pas ici davantage à ce fujet. On peut voir les
détails dans lefquels je fuis entré fur l'ufage
des différentes efpeces de liqueurs, dans mon
Mémoire fur l'eau de vie de de Genievre, où
j'examine les avantages de cette liqueur, pour le
tempérament phlegmatique, particuliérement
dans les pays bas, humides & marécageux. Je
ferai feulement obferver que fi les phlegmatiques étoient exercés convenablement & que
s'ils fe conduifoient fagement dans le régime,
ils auroient rarement befoin des fecours de
l'art; mais que pour peu qu'ils fe négligent,
ou qu'ils s'écartent à cet égard, ils doivent néceffairement devenir le patrimoine des médecins. J'ajouterai que de toutes les conftitutions, celle-ci eft celle qui donne le moins

de peine & qui offre le plus de fuccès à la médecine, non-feulement parce que la nature
obéit facilement aux remedes, qu'il eft facile
d'y placer à propos, attendu que les indications y font plus marquées ; mais encore parce
que les malades font plus tranquilles, plus
foumis, plus patiens & fufceptibles d'une confiance à toute épreuve, fans laquelle tous les
fecours de l'art font le plus fouvent hafardeux.

Quoique les différens tempéramens foient
auffi diftinéts chez les femmes que chez les
hommes, ils ne font cependant pas auffi marqués, auffi fenfibles, auffi fortement exprimés.
C'eft bien la même nuance dans chaque degré ;
mais elle eft ordinairement plus forte,
moins douce, moins délicate chez les hommes, & on y remarque toujours quelque chofe
qui tranche d'un fexe à l'autre en plus, ou en
moins. Il ne faut aller chercher la raifon de
cette différence, que dans la différence de la
conftitution refpeétive de chaque fexe. Les
femmes peuvent être comparées à cet égard
aux étoffes fines, légeres & peu ferrées qui
prennent les mêmes couleurs que les étoffes
les plus fortes & les plus compaétes; mais qui

les

les rendent d'une maniere fi différente, que la même couleur individuelle, forme quelquefois prefque autant de variétés que les principales couleurs en forment entre elles. Cette comparaifon qu'il feroit inutile de fuivre, me difpenfe d'entrer dans des détails particuliers, pour faire connoître le réfultat de chaque tempérament dans les femmes, & pour faire fentir les différences, qui, à cet égard les diftinguent des hommes.

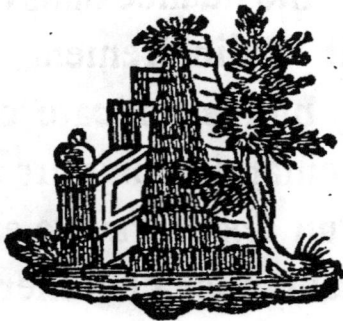

DE
L'INFLUENCE RÉCIPROQUE
DES AFFECTIONS MORALES
ET DES PASSIONS
SUR LE TEMPÉRAMENT,
ET DU TEMPÉRAMENT SUR LES PASSIONS,

QUI SE MANIFESTENT DANS L'UN ET DANS L'AUTRE SEXE,

A L'AGE DE PUBERTÉ.

LES affections de l'ame dépendent de l'état des folides & des fluides comme le tempéra-ment. Nous avons déja vu que chaque conftitution fuppofe une certaine trempe de génie, une certaine tournure d'efprit, une maniere particuliere de voir, de penfer & de fentir. Il faut voir maintenant quel en eft le réfultat dans la conduite des individus de différentes conftitutions, pour l'exercice des facultés morales & phyfiques.

L'ame & le corps, qui par leur union intime conftituent l'homme , ne font qu'un
tout, & font dans une dépendance mutuelle
l'un de l'autre, pour l'exercice de leurs facultés refpectives. Quoique l'ame foit la même
dans tous les individus, elle agit, & elle s'affecte diverfement felon l'organifation de chacun (1). De-là , naît la différence des carac-

---

(1) Ceci eft diamétralement oppofé à l'opinion d'un
auteur moderne. Cet auteur, dont on doit admirer le génie & la profonde érudition , en établiffant, de la maniere
la plus claire , la différence de l'ame avec l'efprit, femble
n'avoir confidéré l'efprit que dans les facultés que l'ame
a par elle-même , indépendamment de fon union intime
avec le corps , qui lui fert tout à la fois de mobile &
d'inftrument , & fans avoir égard à l'état de ce mobile ,
ni à la maniere dont elle agit fous cette enveloppe, fi
diverfement modifiée. Or , les faits comme les raifonnemens prouvent que, dans l'union intime de deux fubftances fi différentes, l'une eft tellement fubordonnée à l'autre, que les impreffions de celle-ci font toujours en raifon des affections de celle-là , & , *vice verfâ*, les affections
de l'une, en raifon des impreffions de l'autre ; & il eft
impoffible que cela foit autrement.

Dans un compofé quelconque, le tout a des propriétés
que chaque fubftance, qui entre dans la compofition, n'a
pas. En fuppofant néanmoins que chaque fubftance de la

teres, des penchans, des inclinations & des
paffions. Ces affections de l'ame, quoique très-

---

compofition conferve toutes fes propriétés particulieres,
ou fes facultés, elle ne les exerce plus, ou ne les exerce
que comme partie du compofé. Or, dans la conftitution
humaine, les individus, qui font un vrai compofé de l'ame
& du corps, font fi différens les uns des autres, qu'il doit
néceffairement y avoir des différences marquées du côté
du moral, fous quelque afpect qu'on le confidere, comme
il y en a du côté du phyfique, puifque l'action de l'un
réagit fur l'autre.

A-t-on jamais vu deux hommes fi exactement & fi parfaitement femblables, qu'on n'ait pas pu faire la différence
de l'un à l'autre? Il y a encore plus de différence du côté
du moral que du côté du phyfique, à raifon des différences
qui fe trouvent dans les parties intérieures, lors même
qu'elles paroiffent exactement femblables à l'extérieur.

Quoi qu'il en foit, cherchez deux hommes qui fe
reffemblent le plus en tous points, deux freres, deux
jumeaux, qui aient toujours vécu enfemble, qui aient été
élevés de même, qui aient le même état, enfin, qui paroiffent avoir la même conftitution. Si par hafard il fe
rencontre deux individus, qui, au premier coup-d'œil,
paroiffent exactement femblables, fuivez-les avec attention. Quelles différences ne trouverez-vous pas dans
leurs traits, dans leur ton, dans leur allure, dans leur
fon de voix, dans leurs geftes, dans leurs goûts, dans
leurs appétits, dans leurs penchants, dans leurs inclina-

diftinctes, en fortant de l'enfance, font fort
bornées jufqu'à la puberté, parce que le corps

---

tions, dans leurs talens, dans leurs idées, dans leurs ju-
gemens, dans leurs raifonnemens, &c. !

J'en dis autant des hommes de tous les pays, de tous
les climats, de tous les gouvernemens, qui fe reffemblent
le plus, ou qui peuvent être le plus rapprochés par l'é-
ducation, par l'application, par la maniere de vivre, &c.
Quelque chofe qu'on faffe, il y aura toujours au moins
autant de différence dans leur efprit, qu'il y en a dans le
fon de la voix ; & cette différence tient à la conftitution
& à l'organifation que le climat & les autres acceffoires
ne changent pas, mais qu'ils modifient.

Je m'attends bien que, pour prouver que cette différence vient de l'éducation, les fectateurs de cet auteur
moderne diront que nul ne reçoit la même éducation ;
que l'éducation publique n'eft pas la même pour tous ;
que l'éducation domeftique n'eft pas la même pour aucun ;
que les inftituteurs ne font pas précifément les mêmes
pour perfonne, &c. ; que deux individus peuvent être
capables des mêmes chofes, & les faire auffi parfaitement
l'un que l'autre, quoique ces chofes foient à quelques
égards différentes entre elles, comme les individus le font
entre eux.

Quoique cela ne foit que fpécieux, je le leur accorde ;
mais fi ces différences étrangeres, & bien légeres en elles-
mêmes, mettent de la différence dans l'efprit, pourquoi
celles de la conftitution & de l'organifation n'y en met-
troient-elles pas ? D'ailleurs, du moment qu'ils admettent

encore foible , ne lui imprime que des fenfations foibles & légeres. Mais lorfque la pu-

---

une différence quelconque , en fuivant la gradation , il
fera facile d'en trouver d'autres fi difparates , qu'elles
prouveront invinciblement qu'il eft impoffible que l'efprit dans des individus , quoiqu'également bien conftitués , mais d'une conftitution abfolument différente , puiffe
être le même, ou être porté au même degré de perfection.

Dans le même individu , l'efprit n'eft pas le même
dans toutes les époques de la vie. Il prend de l'accroiffement, il fe fortifie & fe développe avec l'âge. L'auteur
cité en convient lui-même; car il dit, fection 2 , chap. 2 ,
page 87 , tome premier de l'Education de l'homme : « Que
» l'efprit n'eft pas le même dans l'enfant que dans l'a-
» dolefcent , qu'il n'eft pas le même dans l'adolefcent
» que dans l'adulte. » Je puis ajouter qu'il n'eft pas le
même dans l'état de maladie que dans l'état de fanté , puifqu'il convient au même endroit , *qu'on le perd même quel-*
quefois dès fon vivant. D'où viennent toutes ces différences? Ne viennent-elles pas de la conftitution , de l'organifation, de l'état du phyfique? Si ces différences dépendent en quelque chofe du phyfique , toutes les autres
doivent en dépendre également, fi , comme il le prétend
encore, ibid. , pages 90 & 91 , *l'efprit eft prefque en en-*
tier l'effet de la mémoire. Or, il y a beaucoup de perfonnes qui n'ont prefque point de mémoire , & qui , par
leur conftitution, ne font pas fufceptibles d'en avoir,
telles que les phlegmatiques. La mémoire s'affoiblit par
l'âge , on peut même la perdre par accident. *Il ne faut*

berté eſt confirmée, le jeu méchanique des
organes parfaitement développés, ſouples,

---

pour cela qu'une chûte, une apoplexie, &c. ; mais très-certainement cela dépend de l'état du phyſique en général,
& des organes en particulier. Les différences de l'eſprit
doivent donc en dépendre auſſi, au moins en partie ; car
nous n'excluons pas l'éducation comme un moyen de perfectionner l'eſprit, mais bien comme le ſeul moyen d'en
faire les différences.

Suivons ces différences dans un exemple, & ſuppoſons
pour cela deux hommes également bien conſtitués, dont
l'un eſt d'une taille avantageuſe, bien fait, bien proportionné, leſte, agile, gai, vif & agréable, avec des chairs
fermes, des fibres très-élaſtiques, des nerfs très-vibra-
tils, & des humeurs très-diviſées ; l'autre petit, gros &
maſſif, triſte & ſombre, avec des chairs flaſques, des
fibres lâches, des nerfs peu ſenſibles, & des humeurs
épaiſſes, lentes & viſqueuſes.

En ſuppoſant que ces deux hommes aient été confiés,
dès la plus tendre jeuneſſe, au meilleur maître d'eſcrime,
au meilleur maître à danſer, au plus adroit & au plus
léger ſauteur, eſt-il à préſumer qu'ils puiſſent, je ne dis
pas égaler leurs maîtres, mais les approcher tous les deux
au même degré ?

Il eſt encore moins à préſumer qu'ils aient jamais
la même intelligence, la même conception, le même jugement, enfin, le même eſprit. Il ne faut pas pour la
combinaiſon des idées, moins de fineſſe dans les ſens,

R iv

faciles à émouvoir & très-fensibles , excité
par un nouvel aiguillon , produit dans toute

---

moins de délicateffe dans les organes, moins de vibratilité dans les fibres, que de légéreté & de foupleffe dans
les membres, pour la célérité & pour la précifion dans les
mouvemens ; nous en trouvons les raifons dans la défi-
nition que l'auteur ci-deffus donne lui-même de l'efprit.

L'efprit, dit-il, tome 2, page 151, *eft l'aptitude à voir
les reffemblances & les différences , les convenances & les
difconvenances qu'ont entre eux les objets divers ;* mais cette
aptitude ne peut être mife en acte que par l'impreffion
des objets fur les fens, & fi cette impreffion eft différente
dans les différens individus, les idées qui en réfulteront
feront donc auffi différentes. Or, il eft fi certain que l'impreffion des mêmes objets eft fi différente fur les différens
individus, qu'il y en a qui ne s'apperçoivent pas, ou que
très-légérement , de ce qui fait une impreffion très-vive
& très-durable fur d'autres.

On me dira fans doute que les objets ne font pas pré-
fentés de même aux différens individus , ou qu'ils ne fe
trouvent pas dans la même fituation , dans les mêmes circonftances , &c.

Je répondrai, que tout étant parfaitement égal d'ailleurs, l'impreffion fera toujours différente à raifon de la
conftitution & de la difpofition des organes.

On me répliquera que le principe productif de l'efprit eft la fenfibilité phyfique, que la fenfibilité phyfique eft *une*, & la même dans tous les hommes.

la machine de nouveaux mouvemens , des mouvemens abſolument différens qui donnent

---

Je répliquerai, à mon tour , que la ſenſibilité phyſique conſidérée comme faculté, ou comme principe du ſentiment , eſt *une* & la même dans tous les hommes ; mais que la ſenſibilité phyſique , conſidérée comme ſenſation, ou comme ſentiment actuellement en acte , en action , ou en exercice, a des degrés très-variés , que par conſéquent elle n'eſt pas *une* , ni la même dans tous les hommes.

Dans la plus touchante des tragédies , tout le monde ne pleure pas ; dans la plus bouffonne des comédies, tout le monde ne rit pas : tandis que d'un côté quelques-uns pleurent, & que de l'autre quelques-uns rient, il y en a qui dorment , il y en a qui bâillent , & quelques-uns qui ſiſlent , tandis que d'autres applaudiſſent.

Dira-t-on que c'eſt faute de goût , faute d'attention, &c.? Soit ; mais ce défaut de goût & d'attention n'eſt-il pas lui-même une preuve ſenſible de la différence de l'impreſſion des mêmes objets ſur les ſens ? Si on en doute, je répliquerai encore que ſi on tire un coup de canon à côté d'une aſſemblée, qui ne s'y attend pas, tout le monde éprouvera un treſſaillement, mais tout le monde ne pouſſera pas des cris aigus , tout le monde ne tremblera pas ; & que quatre minutes après le plus grand nombre n'y penſera plus, tandis que d'autres en ſeront long-tems après très-émus: je dirai enfin, que ſi on exécute un homme dans une ville où les exécutions ſont rares, tous les ſpectateurs ſeront affectés déſagréablement ; mais que le len-

une nouvelle activité à l'ame. Dès–lors l'ame développe toutes ses facultés , elle étend sa

---

demain le plus grand nombre n'y pensera plus , tandis que quelques-uns en conserveront une impression fâcheuse & des idées tristes & lugubres pendant long - tems. Ici les objets sont les mêmes pour tout le monde , ils sont présentés de même , les circonstances sont les mêmes , & cependant l'impression est différente.

Je n'ajouterai pas que tout ce qui se passe dans le physique de l'homme se fait comme dans tous les corps organisés & sensibles, & comme dans toutes les machines possibles, selon les loix générales du mouvement qui varie à raison des masses, des vîtesses & du milieu où il agit; mais je dirai :

1°. Que les puissances motrices , quelles qu'elles soient, agissent plus ou moins vivement & d'une maniere plus ou moins sensible , selon les résistances qu'elles éprouvent.

2°. Que l'ame ; étant la puissance motrice du corps humain, doit éprouver des résistances différentes, selon la différence de la constitution & de l'organisation.

3°. Que par conséquent tout les résultats doivent être différens.

4°. Que, par une seconde conséquence, tous les hommes communément bien organisés n'ont pas une égale aptitude à l'esprit.

5°. Qu'ils ne sont pas tous susceptibles du même degré de passions.

fphere , & reçoit des impreffions plus vives ,
plus variées , plus conftantes , qui , à leur

6°. Que l'inégalité des forces n'eft pas *uniquement* l'effet
de la différence des pofitions où le hafard nous place.

7°. Que le caractere original de chaque homme n'eft
pas *uniquement* le produit de fes premieres habitudes ,
mais auffi un effet néceffaire de fa conftitution. Je dirai
plus , car j'ajoute qu'il ne fe fait aucun changement *permanent* dans le moral, qu'il ne s'en faffe dans le phyfique ;
que j'en trouve la preuve dans les changemens fucceffifs
qui fe font dans chaque individu , de telle conftitution
qu'il foit , à mefure qu'il croît & qu'il fe développe ,
& à mefure qu'il décline & qu'il vieillit. Je fuis enfin
fondé à croire qu'il n'y a pas , & qu'il ne peut pas y
avoir, dans l'homme , un changement quelconque, *gra-
dué, notable & permanent* , qui n'intéreffe , ou qui ne dépende en quelque chofe du phyfique , & que c'eft une
fuite néceffaire de l'union intime de l'ame & du corps.
Que chacun fe fonde , il trouvera la preuve de toutes
ces vérités en lui - même.

Revenons un moment à la mémoire. L'auteur moderne
prétend non - feulement *que l'efprit eft prefque en entier
l'effet de la mémoire ; mais il ajoute, page 9*1*, qu'on eft
réputé imbécille, lorfqu'on eft ignorant , & qu'on l'eft réellement, lorfque l'organe de la mémoire ne fait plus fes fonctions ;* & ailleurs il prétend que la grande mémoire eft
exclufive du génie.

Il eft très-poffible qu'on foit imbécille , lorfque l'or-

tour, mettent en jeu les organes dont l'action dépend moins de la volonté, que de leurs rapports avec les autres parties.

---

gane de la mémoire ne fait plus ses fonctions ; mais il ne s'enfuit pas qu'on soit imbécille lorsqu'on est ignorant.

L'imbécille est celui qui n'a aucune rectitude d'idées, ou qui n'a pas, & qui ne peut avoir des idées bien ordonnées fur aucun objet.

L'ignorant au contraire est celui qui n'a pas des connoiſſances acquiſes fur des objets qui lui font étrangers, mais qui a des idées très-juſtes des choſes qui font à ſa portée, & qui eſt ſuſceptible d'en avoir de celles qui ne le font pas.

L'ignorant peut bien être comparé, à l'égard des choſes qui lui font étrangeres, *à l'orgue qui ne rend pas des ſons lorſqu'on ne la touche pas ; & j'ignore ſi l'enfant eſt dans le ventre de ſa mere dans cet état de l'orgue, ibid. pages 93 & 94 ; mais je ſuis sûr qu'il n'en eſt pas de même de l'homme*, lorſqu'accablé de fatigue & troublé par aucun rêve, *il eſt enſéveli dans un ſommeil profond*, parce que l'homme n'exiſte pas ſans idées.

Je crois bien qu'il peut vivre ſans avoir telle ou telle idée, & particuliérement des idées de mathématiques, de phyſique, de morale & d'horlogerie, &c. ; mais il eſt *métaphyſiquement* impoſſible qu'il vive ſans avoir des idées quelconques, parce que les idées font une ſuite de la penſée, & que la penſée eſt de l'eſſence de l'ame.

Pour faire comprendre l'ordre des fenfations, & l'action réciproque de l'ame fur

---

S'il eft vrai, comme l'auteur cité le croit, d'après
M. Ernaud, *que les fourds & muets n'ont que de courts
intervalles de jugement, qu'ils réfléchiffent peu, que leur efprit eft foible & leur raifon momentanée, parce que la mémoire eft toujours affoupie en eux, & qu'en conféquence leurs
idées & leurs actions font & doivent être fans fuite*; s'il eft
vrai encore, comme le conclud le même auteur lui-même,
*qu'il n'eft point de jugement, d'idées, ni d'efprit, fans mé-
moire,* il s'enfuit néceffairement qu'il n'y a pas de génie
fans mémoire, ou que le génie eft une chofe abfolument
différente de l'efprit. Cependant il prétend que le génie
eft la fupériorité de l'efprit, & il le prouve, en difant,
page 131, que le génie, ou *l'efprit original, fuppofe comparaifon des objets entre eux, & appercevance des rapports
inconnus aux hommes ordinaires.* Or, cette comparaifon
des objets entre eux, & cette appercevance des rapports
inconnus aux hommes ordinaires, tiennent à une combinaifon d'idées, qui dépend, finon de la plus ou moins
grande étendue de la mémoire, au moins de l'organe,
ou de la faculté de la mémoire; donc le génie dépend
de l'organe de la mémoire. L'organe de la mémoire, qui
eft très phyfique, dépend à fon tour d'une difpofition
particuliere des autres organes; donc le génie, ou l'efprit, à quelque degré qu'il foit dans l'homme ou dans la
femme, *l'efprit original, l'efprit à foi, l'efprit même du
monde,* dépend néceffairement d'une certaine difpofition
des organes, que l'éducation peut perfectionner, mais

le corps, & du corps fur l'ame, M. Aftruc,
& d'autres modernes après lui, ont comparé

---

qu'elle ne donne pas. Par conféquent tous les hommes,
communément bien organifés, n'ont pas une égale aptitude à l'efprit.

Sans examiner d'où vient la diffemblance des êtres,
j'ajouterai encore une réflexion à celles que fait l'auteur
ci-deffus à ce fujet, en s'expliquant ainfi page 139 :

« La diffemblance des êtres exifte-t-elle dans leurs
» germes, ou dans leur développement ? Je l'ignore. Ce
» qu'il y a de sûr, c'eft que la même race de beftiaux
» fe fortifie & s'affoiblit, s'éleve ou s'abaiffe, felon l'ef-
» pece & l'abondance des pâturages. »

L'auteur moderne prétend par-là, que l'éducation eft
pour l'efprit ce que la nourriture eft pour le corps. Il a
raifon ; je le penfe comme lui : mais quoique la même
race de beftiaux fe fortifie & s'affoibliffe, s'éleve ou s'a-
baiffe, felon l'efpece & l'abondance des pâturages, n'eft-
il pas auffi sûr que tous les individus de la même race
des beftiaux ne font pas également grands, également
gros, également forts ? Et la différence qu'il y a des uns
aux autres, ne vient-elle pas de ce qu'ils n'ont pas tous
les mêmes difpofitions, la même aptitude, pour profiter
de la nourriture ? En admettant la même différence dans
l'efprit parmi les hommes, il faut néceffairement conclure, que ceux qui font communément bien organifés,
n'ont pas tous une égale aptitude à l'efprit.

la machine humaine à un inſtrument de mu-
ſique, dont les cordes, touchées avec plus
ou moins d'accords, donnent des ſons plus
ou moins harmoniques, & excitent le plaiſir ou l'ennui.

Dans cette comparaiſon, nos organes ſont
les touches de cet inſtrument, les nerfs en
ſont les cordes, les objets extérieurs ſont la
puiſſance qui les meut, & l'ame eſt l'oreille
de celui qui écoute l'inſtrument, & qui ſe
trouve agréablement flattée, ou cruellement
déchirée. Cette heureuſe comparaiſon, toute
foible qu'elle eſt, nous donne une aſſez juſte
idée du plaiſir & de la peine, qui ſont les
deux ſources primitives de nos paſſions, ou
de nos affections. Tout eſt peine ou plaiſir
dans la vie, point de milieu ; il n'y eut jamais de parfaite quiétude, pas même chez
les Stoïciens ; & l'indifférence eſt un état de
maladie, ou un ſigne certain qui l'annonce.

Nos ſenſations, nos paſſions, nos affections, quelles qu'elles ſoient, ſont des mouvemens ſubits qui ſe tranſmettent, par la
médiation des ſens, du corps à l'ame, &

de l'ame au corps. Ces mouvemens font plus ou moins vifs, plus ou moins permanens, plus ou moins étendus, felon la difpofition des organes ; felon la délicateffe, la fenfibilité & la vibratilité des nerfs. Toutes les impreffions que l'ame en reçoit fe rapportent à la joie ou à la triftefle. Tout ce qui les tend à l'uniffon, qui les châtouille, qui les meut légérement, avec douceur & avec délicateffe, produit des fenfations agréables, qui expriment la fatisfaction, & par conféquent la joie. Tout ce qui les tend irréguliérement, tout ce qui les ébranle rudement, tout ce qui les agace, tout ce qui les irrite, caufe des fenfations défagréables, qui expriment la peine, & par conféquent la triftefle.

Les degrés de ces fenfations font la différence des paffions ; d'où il réfulte qu'elles forment deux claffes générales, ou deux grandes familles, dont la filiation fe fait dans l'ordre qui fuit. De la joie naiffent le contentement, la bonne humeur, la gaîté, l'enjoûment, la vivacité, l'émulation, la hardieffe, la gloire, la valeur, la vanité, l'orgueil, la confiance, l'efpérance, la préfomption, l'amitié,

mitié, la tendreffe, l'amour, la volupté &
la fenfualité, qui eft en même tems la mere,
la fille & la compagne de tous les plaifirs.

De la trifteffe naiffent l'indifférence, l'ennui, l'incertitude, l'inquiétude, l'impatience,
le chagrin, la timidité, la peur, la crainte,
la terreur, la mifanthropie, l'envie, la jaloufie, la haine, la colere, la vengeance,
l'emportement, la fureur & le défefpoir.

Toutes ces affections de l'ame, lorfqu'elles
font familieres ou habituelles, fuppofent autant de différences dans la conftitution. Lorfque les liquides & les folides font dans de
juftes combinaifons, & que tous les organes
font bien difpofés, le corps n'éprouve que
des mouvemens doux & faciles, & l'ame eft
dans une affiette paifible & tranquille. Dans
cette heureufe fituation, toutes les fonctions
de l'économie animale s'exécutent avec aifance. Les vifceres n'éprouvent aucun dérangement, confervent toute leur énergie, & ne
forment que des humeurs louables qui entretiennent la foupleffe des fibres. De-là, toutes
es parties agiffent à l'uniffon ; la force du

S

cœur augmente , les vaiſſeaux ſe prêtent à l'action des liqueurs qu'il y pouſſe ; le ſang ſe diſtribue librement par-tout , & parvient juſqu'aux plus petites ramifications. Les fibres nerveuſes , conſtamment humectées par des humeurs douces , n'éprouvent que d'agréables & légeres oſcillations qui favoriſent la diſtribution des eſprits animaux, & leur mouvement doux & uniforme leur fait éprouver une titillation agréable , un chatouillement délicieux qui entretient par – tout l'harmonie , d'où réſulte une chaleur douce & voluptueuſe qui ſe répand ſur toute l'habitude du corps , & donne cet air de ſatisfaction & de contentement qui peint la joie & l'alégreſſe.

Mais ſi l'impreſſion du plaiſir eſt trop vive, ſi elle eſt trop long-tems ſoutenue, ſi l'imagination en eſt préoccupée , les nerfs ſi déliés , ſi délicats , ſi ſenſibles , ſoit qu'ils la reçoivent directement ou indirectement , la communiquent à toutes les parties. Dès–lors, l'action de tous les vaiſſeaux s'anime , leurs oſcillations redoublent ; le cœur, qui en eſt plus vivement affecté , accélere ſes mouve-

mens , la circulation devient plus rapide ,
la chaleur augmente , les humeurs fe raré-
fient , les arteres & les veines fe diftendent
outre mefure , elles fe contractent avec force
& avec précipitation , & leurs efforts redoublés produifent un mouvement infolite , une
forte de fievre qui porte le feu & le défordre dans toute l'économie animale.

Tel eft l'effet de la joie immodérée & de
l'excès des plaifirs. Les fenfations agréables
ont un point au – delà duquel fe trouve la
douleur. Il y a en tout un milieu qui en fait
le point de juftefle. Cette grande vérité eft à
chaque inftant confirmée par tout ce qui fe
paffe dans la nature , jufques dans les chofes
qui nous font le plus familieres. La chaleur,
qui nous affecte fi agréablement , de quelles
fouffrances n'eft-elle pas fuivie , du moment
qu'elle paffe le degré qui nous convient ? La
fermentation , qui fait nos vins fi agréables ,
produit le vinaigre , lorfqu'elle excede le jufte
degré néceffaire pour cette combinaifon. Les
plaifirs, comme la fanté , dépendent donc de
la modération , de l'accord , & de l'harmonie
entre toutes les parties ; cette harmonie dé-

pend elle-même du bon ou du mauvais état des nerfs & de leurs vibrations régulieres, & cette régularité dépend également de l'enfemble de la conftitution , & varie comme elle.

Dans une bonne conftitution , par exemple , avec des fibres déliées, fouples, élaftiques & vibratiles , on a des fenfations vives & des paffions promptes qui s'animent facilement. La moindre impreffion ébranle fortement les nerfs , produit une grande action dans tous les organes, & de fi fortes affections dans l'ame, que tout ce qui en émane a un caractere de beau, de grand & de fublime , qu'on ne remarque que dans les productions de ceux qui ont une complexion vibratile , & qui font doués d'une conception facile & d'une imagination vive & brillante. C'eft en effet cet enfemble qui forme les grands hommes dans tous les genres ; les hommes célebres dans les arts, les poëtes , les peintres & les muficiens , les hommes de goût qui peignent le beau & la fymmétrie dans tout ce qu'ils font. Ces grands talens font les dons du génie, qui eft lui - même

le fruit de l'harmonie & des justes rapports
qui regnent entre l'ame & le corps (1).

---

(1) Nous ne parlons pas ici des forces , des rapports,
ni des proportions extérieures du corps, mais d'une disposition particuliere des organes intérieurs , qui peut se
trouver dans un homme fort , comme dans un homme
délicat , mais qu'on remarque plus communément dans les
hommes délicats que dans les hommes forts, parce que la
contention de l'esprit modifie elle-même les organes par
les impressions habituelles qu'elle y fait , puisqu'elle influe sur la constitution en général. Paschal, Pope, Boi-
leau , Scaron , auroient certainement été plus forts s'ils
eussent été forgerons ; mais je doute qu'ils eussent été
d'aussi beaux génies. Ici mon opinion est encore bien différente de celle de l'auteur moderne.

« L'acquisition des divers talens , dit cet auteur , page
» 152 , est dans les hommes l'effet de la même cause ,
» c'est-à-dire, du desir de la gloire & de l'attention
» dont ce desir les doue. Or, l'attention peut également
» se porter à tout , s'appliquer indifféremment aux ob-
» jets de la poésie , de la géométrie, de la physique, de
» la peinture, &c., comme la main de l'organiste peut
» indifféremment se porter sur chacune des touches de
» l'orgue. »

Nous admettons la comparaison dans tous ses points ;
mais la main de l'organiste tirera-t-elle les mêmes sons ,
des sons également harmonieux de toute sorte d'orgues ?
Cela est impossible. Il y aura autant de variétés dans les

Qu'on ne s'y trompe pas, les chef-d'œuvres dans tous les genres, les chofes fubli-

---

modulations des fons, que de variétés dans les proportions de toutes les parties de l'orgue, prifes enfemble, & de chacune en particulier ; & fi quelqu'une de celles-ci manque de rapport avec les autres, toute la machine fera difcordante. Il en eft de même des effets de l'application. Ses effets feront toujours en raifon de la difpofition particuliere des organes intérieurs. Si les grands talens ne dépendoient pas de cette difpofition particuliere, ils feroient beaucoup plus communs ; car on ne peut pas douter qu'une multitude de grands hommes d'ailleurs ne fe foient appliqués, autant que Newton & Defcartes, M. de Buffon & M. d'Alembert, aux fciences qui les ont immortalifés : combien y en a-t-il qui les aiént égalés ?

Sur le grand nombre de mes condifciples, j'en ai remarqué deux de très-appliqués qui ont toujours traîné dans la pouffiere des écoles. L'un, avec quelques leçons d'un mauvais maître, eft devenu très-bon muficien ; l'autre, toujours armé d'un petit bâton, d'un clou aiguifé, ou de la pointe d'un couteau, fculptoit affez exactement la figure de tout venant, ou de celui de fes camarades qui lui plaifoit.

M. Fourneau, ancien maître charpentier de Rouen, aujourd'hui fi célébré, & à fi jufte titre, dans nos académies, & dans nos écrits publics, favoit à peine lire à 28 ans, & n'a appris à écrire que depuis ce tems. Le

mes, ne font jamais le fruit du travail, ni de l'application feule. L'art polit, mais ne crée pas ; & il n'imite que de très-loin les grandes chofes.

Dans une conftitution également bonne, avec des fibres fortes, bien proportionnées & bien nourries, mais moins élaftiques & moins mobiles, les fenfations font moins promptes & moins vives, parce que les nerfs qui participent à ces qualités font moins faciles à ébranler. Les impreffions que l'ame en reçoit font auffi moins promptes, mòins vives, mais plus durables, parce que le flux & le reflux des efprits animaux eft plus modéré, le jeu des organes moins rapide. De-là vient que ceux qui font doués de cette conftitution, ont moins d'imagination que de jugement & des paffions modérées ou faciles à

---

talent de ces trois fujets tenoit certainement plus à une difpofition particuliere, qu'à l'application ; & l'application elle - même eft peut - être le fruit de cette difpofition particuliere : car enfin continue - t - on à s'appliquer, ou s'applique - t - on avec la même ardeur, lorfqu'on ne fe fent pas des difpofitions qui annoncent de grands fuccès ?

réprimer. Leur ame, au lieu de s'exalter, se concentre pour ainsi dire en elle-même, & se fixe sur les objets qui la frappent ; aussi ont-ils l'esprit plus réfléchi & plus propre à la méditation & au travail qu'exigent les sciences abstraites & profondes, où il faut plus de combinaisons, de justesse & de solidité, que d'ornemens, de saillie & de brillant. C'est cet ensemble qui forme les savans, les hommes judicieux, sages & appliqués, qui excellent dans tous les genres de connoissances utiles, qu'ils perfectionnent par des travaux assidus & opiniâtres.

Dans une constitution forte, avec des fibres sèches, dures & roides, les sensations ne sont ni promptes ni vives ; le jeu des organes est lent & difficile ; les passions, le génie sont très-bornés, parce que les nerfs sans souplesse n'obéissent qu'à des impressions très-fortes, qui se communiquent difficilement du corps à l'ame, & de l'ame au corps. Cette constitution est le partage de cette nombreuse classe d'hommes accoutumés dès l'enfance à une vie dure, toujours exposés aux injures du tems, & à des travaux pénibles,

qui, en dépouillant les humeurs par des évacuations forcées & habituelles de la partie
la plus fluide, entretiennent tous les solides
dans un état de fécheresse & de roideur, qui
les rend presque insensibles.

Dans une constitution efféminée, ou pour
mieux dire, dans une constitution bien or-
ganisée, mais foible & délicate, avec des
fibres minces, grêles & vibratiles, les sensations sont très-promptes & très-vives,
les organes très-mobiles ; & les impressions
que l'ame en reçoit sont quelquefois si cons-
tantes & si profondes, qu'elles entretiennent
souvent le physique & le moral dans un dé-
sordre presque habituel. Cela dépend de la
sensibilité extrême & d'une disposition particuliere des nerfs, qu'on remarque plus
ordinairement chez les femmes, les jeunes
gens, & les enfans d'un certain rang. C'est à
cette disposition des nerfs qu'on doit attribuer
les vapeurs & les affections hypocondriaques,
& l'infinie variété de leurs suites dans les adultes
des deux sexes, voués à la mollesse & à l'oisi-
veté. C'est à cette disposition des nerfs qu'il faut
attribuer aussi en partie les habitudes per-

nicieufes des jeunes gens dont les mœurs font mal gardées, la pufillanimité, la peur, les frayeurs, les prédilections, les antipathies des enfans gâtés. Leurs fens s'émeuvent facilement ; les chofes, qui ne font aucune impreffion fur d'autres fujets, affectent ceux-ci vivement. Les odeurs les moins fortes, la moindre contrariété, une menace, un regard, l'afpect d'une peinture, la réminifcence même d'une chofe paffée, fuffifent fouvent pour porter le trouble dans l'ame, & produire fur le corps les effets les plus extraordinaires. Les chofes propres à réprimer & à calmer ces mouvemens font fouvent auffi fingulieres que celles qui les ont produits. On fe tourmente depuis bien long-tems, mais inutilement, à établir des regles, à imaginer des moyens (1), pour remédier à ces affections

---

(1) On propofe depuis long-tems un prix, pour *détermiter quels font les caracteres des maladies nerveufes proprement dites ; telles que l'hyftéricifme, l'hypocondriacifme, &c. ; jufqu'à quel point elles different des maladies analogues, telles que la mélancholie ; quelles font leurs caufes principales, & quelle méthode l'on doit employer en général dans leur traitement.*

Propofer un prix, après la prodigieufe quantité d'ou-

nerveufes qui femblent fe propager avec la délicateffe du fiecle. On n'en trouvera jamais

---

vrages qui ont paru fur cette matiere, ne feroit-ce pas dire que ces ouvrages ne valent rien ? M. de Beauchêne confirme cette opinion, en s'expliquant fur cet objet, comme un de nos poëtes s'expliquoit autrefois fur le compte des femmes honnêtes. N'en compter que jufqu'à trois, c'eft annoncer trop de difette. Je me plais à me perfuader qu'il en a oublié qui ne font certainement pas fans mérite; entr'autres, ceux de M. Raulin & ceux de M. Pomme. L'un nous a fourni un grand nombre d'excellentes obfervations, bien propres à diriger dans tous les cas un praticien fage. L'autre a peut-être trop prodigué des moyens que fes prédéceffeurs & fes contemporains avoient trop négligé; mais ils n'en font pas moins utiles. Peut-être leur fommes-nous redevables de la confolation que nous donne M. de Beauchêne, d'être arrivés au moment où nous allons paffer de la difette à l'abondance; car nous devons compter fon ouvrage pour le quatrieme des bons; & nous le regardons comme un germe fécond qui en produira beaucoup d'autres.

Quoi qu'il en foit, avoir propofé depuis fi long-tems un prix, & ne l'avoir pas adjugé, c'eft déclarer que la queftion n'a pas été décidée. Ce prix fera néanmoins adjugé à de grands travaux, à beaucoup de mérite, fans doute; mais aurons-nous une méthode qui puiffe être généralement utile ? J'en doute. La foibleffe, la délicateffe, & l'extrême fenfibilité du genre nerveux, font le carac-

qui puiffent convenir à tous les individus &
dans tous les tems. Ce font des modifications
qui varient à l'infini, qui tiennent à la conftitution particuliere de chaque individu, &
qui ne peuvent changer qu'avec elle. C'eft
plutôt une maniere d'être, qu'un accident
dont il feroit plus facile de prévenir les effets, que poffible de les empêcher.

Qu'on examine la chofe de près, qu'on
compare les phénomenes, qu'on en pefe les réfultats, on fe convaincra que les mouvemens

---

tere des maladies nerveufes proprement dites. Cet état
des nerfs, joint aux difpofitions propres de la matrice,
forme le caractere particulier de l'hyftéricifme. Celui de
l'hypocondriacifme dépend de trop de tenfion des nerfs,
de trop de force & de trop d'énergie des folides, de trop
de confiftance ou de trop de cohéfion, de trop de gêne
& de trop peu de véhicule dans les fluides. La mélancholie au contraire dépend de la texture, du relâchement,
de la molleffe & de la foibleffe des uns ; de la lenteur,
de la vifcofité & de l'imperfection des autres ; & tout
cela vient des vices de la conftitution, de l'éducation,
de la maniere de vivre, du régime, & peut-être des préjugés. Corrigez tout cela, vous aurez la méthode qu'on
cherche. L'art peut-il indiquer cette méthode ? Quelles
regles peut-on établir à cet égard ?

désordonnés de la nature, portés à un certain
degré, dépendent de la texture & de la dif-
position des nerfs, qu'il n'est pas plus possible
de changer, lorsque l'habitude l'a confirmée,
que de changer les traits de la figure. Les
tentatives qu'on fera à ce sujet, seront toujours hasardées & sans succès, jusqu'à ce
qu'on cherche à vaincre les habitudes par
d'autres habitudes, qui seroient elles-mêmes
infructueuses & peut – être dangereuses, si
elles n'étoient pas bien ménagées & fixées
à un certain degré déterminé par la constitution particuliere de chaque sujet. Les affections
de l'ame tiennent tellement au physique, que la
dissimulation pour les cacher n'est qu'un foible
palliatif contre ceux qui savent observer les
rapports qu'il y a entre l'ame & le corps,
& qui en ont la patience. Nous portons sur
notre extérieur & dans nos manieres l'empreinte des passions qui nous sont familieres,
sur-tout lorsqu'elles conviennent encore plus
à notre maniere d'être, qu'à nos habitudes.

Dans telle constitution que ce soit, lorsque le corps est mal disposé, n'importe par
quelle cause, l'ame est mal affectée, triste,

inquiéte. Toutes les fibres fe relâchent , le cœur s'affoiblit , la circulation fe ralentit , les fonctions languiffent , & les humeurs s'accumulent , s'embarraffent & s'engorgent dans les vaiffeaux capillaires. L'ame éprouve alors une certaine langueur qui tient de l'anéantiffement. C'eft le premier degré de la douleur. Les obftacles qui la produifent, croiffant toujours , tant que cette difpofition fubfifte , la douleur s'aggrave de plus en plus jufqu'à la violence. Elle devient alors un aiguillon qui irrite toutes les parties. L'ame en reçoit de fortes impreffions , qui , en réagiffant fur les organes , portent le défordre dans toutes les fonctions.

Tel eft l'effet de la trifteffe & de toutes les affections qui s'enfuivent. Quoique chacune de ces affections ait des nuances particulieres qui la diftinguent des autres , elles fe rapprochent toutes à mefure qu'elles prennent de l'intenfité, fi bien que lorfqu'elles font portées à un certain degré , non-feulement on ne les diftingue plus entre elles , mais encore qu'on n'y apperçoit aucune différence de celles qui naiffent de la joie , portées au même degré.

C'eft le propre des grandes commotions, des grandes agitations , des fortes impref-fions de l'ame , de fe confondre par leurs réfultats. Soit qu'elles viennent de la joie ou de la triftefle , elles produifent toutes les mê-mes effets, les unes en concentrant les efprits, les autres en les diffipant. Oui , les paffions violentes & fubites, quelles qu'elles foient , abforbent l'ame , tiennent les nerfs dans un état d'érétifme , empêchent la diftribution des efprits animaux , fufpendent les fonctions, & caufent la mort. On n'a que trop d'exemples de ces funeftes effets de l'excès de la joie & de la triftefle , qu'on défigne fous le nom de mé-lancholie, d'amour, de jaloufie , de colere , de fureur , de défefpoir.

L'impreffion de ces excès, en paffant fu-bitement de l'ame au corps, y caufe un bou-leverfement univerfel , fuivi de fymptômes effrayans qui annoncent les angoiffes de la nature. Le vifage pâlit , le cœur palpite , les membres tremblent ; les extrémités fe roi-diffent, tout le corps fe couvre d'une fueur froide & gluante , & le mouvement ceffe ; ou ne fe ranime qu'au milieu de convulfions

affreufes qui alterent ordinairement la conftitution , ou qui affectent quelque vifcere.

Si les grandes paffions ne produifent ces
cataftrophes , que lorfqu'elles font pouffées à
l'excès, elles ont toujours des fuites fâcheufes
lorfqu'on ne les contient pas dans de juftes
bornes. Elles détruifent l'harmonie entre les
folides & les liquides ; elles confument &
appauvriffent les uns , crifpent & roidif-
fent les autres. Par − là , elles caufent la pâleur , la maigreur , le defféchement ; elles
ufent tous les refforts, & menent enfin au
dégoût, à l'ennui, à l'infouciance, à l'apathie , qui font le germe des affections nerveufes dont nous venons de parler.

Il feroit inutile de pouffer plus loin cette
difcuffion pour faire voir que les paffions font
plus ou moins fortes, en raifon de la conftitution ou du tempérament, & qu'elles caufent plus ou moins de défordres , felon le
degré de leur violence. Il fuffit de rapprocher les phénomenes qu'on remarque vers
l'âge de puberté dans les jeunes gens, pris
dans l'état d'une éducation négligée & d'une

éducation

éducation cultivée. La différence des uns aux autres prouve la vérité de ce que nous avançons.

Parmi les jeunes gens de la campagne iſo-lés, & dont l'éducation eſt preſque nulle ou très-négligée, l'eſprit eſt toujours fort groſ-ſier, & toutes les facultés morales fort bor-nées. Le peu de progrès qu'elles font ne s'apperçoit que lorſque le tempérament eſt formé. Sans cet aiguillon qui remue toute la machine, l'homme, abandonné à lui-même, ne ſeroit qu'un grand enfant ; peut – être même les premieres impreſſions de cet ai-guillon ſeroient-elles une énigme fort em-barraſſante pour la plupart des jeunes gens iſolés, ſi l'exemple des animaux ne la leur expliquoit. Il eſt cependant très-certain qu'a-vant d'avoir le mot de l'énigme, c'eſt-à-dire, avant de connoître le vœu de la nature, il ſe fait un changement dans le moral de l'homme le plus ſauvage, quoique les circonſtances dans leſquelles il ſe trouve d'ailleurs ne chan-gent pas. Il eſt ému, il eſt attiré, il eſt cap-tivé par des objets qui auparavant lui étoient indifférens. Il a des deſirs & des beſoins qu'il

T

ne connoiſſoit pas ; ſon imagination ſe tourmente, & la réflexion, qui naît de l'embarras
même, l'éclaire ſur les deſſeins de la nature.
Dès ce moment, les motifs de ſon inquiétude
deviennent autant de ſujets d'une ſatisfaction
intérieure qui ſe peint ſur tout ſon extérieur,
ſi elle n'eſt pas réprimée ou déguiſée par cette
timidité naturelle à l'homme, qu'on déguiſe
ſous le nom de pudeur. C'eſt ce ſentiment
qui fait, ſi on peut s'exprimer ainſi, des hypo-
crites en amour ; car c'eſt un voile ſous lequel on
nourrit ſouvent cette paſſion, qui fait encore
plus de ravages lorſqu'on la contraint que lorſqu'elle éclate. Auſſi remarque-t-on que lorſqu'elle ſe montre avec une certaine liberté,
tempérée par la timidité que l'innocence inſpire, l'homme ſe montre dans ſon plus beau
jour. Il ſemble ſortir tout-à-coup d'une profonde léthargie, pour jouir des douceurs de
la vie. Les plus ruſtres, les plus ſtupides, ſe
parent de quelque agrément ; chacun ſe polit
à ſa maniere, chacun acquiert des qualités
& des talens, ſelon ſes goûts & ſes deſirs,
qui ſont plus ou moins preſſans, à raiſon de
ſon organiſation, qui prête plus ou moins à

l'ardeur du tempérament. C'eſt-là la ſource de
cet amour-propre, qui nous preſſe de chercher des moyens de nous diſtinguer, de nous
faire remarquer & de nous rendre agréables.
Dans l'homme, le deſir de plaire eſt le premier qui captive l'ame, & qui eſt le plus
grand mobile de ſa perfection ; c'eſt ce deſir
qui ſuggere ces ruſes, ces ſtratagêmes, ces
intrigues toujours nouvelles, qu'on imagine
pour écarter la rivalité & fixer les cœurs.

Delà vient que chaque pays, chaque canton, chaque claſſe de la ſociété, depuis le
ſauvage juſqu'à l'homme le plus policé, a
ſes Adonis & ſes Narciſſes. Delà vient
auſſi cette bigarrure dans la façon de ſe parer
chez les différens peuples, & la différence
des goûts dans le chant, dans la danſe, dans
les exercices, dans les amuſemens & dans
tout ce qui tend à exprimer la joie & le
plaiſir.

C'eſt à ce point de réunion des affections
morales de tous les hommes dirigés par la
ſeule nature, que ſe rapportent les éloges
de nos poëtes, qui font encore honneur aux
bergers du ſentiment le plus vif, & de la

maniere la plus naïve de l'exprimer. Car enfin, qu'étoit le fiecle d'or tant vanté chez les anciens ? Ce ne pouvoit être qu'une idée ou une peinture exagérée de la fimplicité des mœurs & de l'innocence des plaifirs de la jeuneffe, infpirés par la fimple nature. Les maximes & les ufages de tous les tems & de tous les peuples, viennent donc à l'appui des phénomenes que nous obfervons conftamment, & qui prouvent que dans l'homme fimple & peu cultivé, les affections morales naiffent du fentiment, ou pour tout dire en un mot, que le tempérament commande à l'imagination.

Dans l'homme cultivé au contraire, c'eft l'imagination qui commande au tempérament. Ce font les affections morales qui le follicitent, qui le hâtent, qui le développent fouvent avant le tems. C'eft encore l'obfervation qu'il faut confulter à ce fujet ; elle nous apprend que par-tout les jeunes gens font plus précoces dans les villes que dans les campagnes, quoiqu'ils foient en général moins forts & moins formés. C'eft l'effet du moral fur le phyfique ; leur imagination,

sans cesse échauffée par tout ce qui les environne, leur suggere des idées vagues, qui
à force de se répéter se fixent sur des objets
qui les frappent. Ces objets, en captivant
à leur tour l'imagination, leur rendent ces
idées familieres, & ces idées soutenues &
nourries par les propos, les conversations
libres, & souvent par les exemples, par les
chansons, par les spectacles, & par tout ce
qui flatte la sensualité, causent une sorte de
délectation qui détermine les esprits sur
les organes destinés à obéir à ces impressions. Les organes sollicités, chatouillés &
agacés par la présence des esprits, les y
attirent de plus en plus, & se mettent
par-là dans un état de violence, qui mene
aux attouchemens, & des attouchemens à
ces pratiques sourdes & abominables qui
les forcent de se mettre en jeu, avant d'en
avoir la faculté. C'est l'effet de l'irritation,
qui en excitant dans ces organes des mouvemens désordonnés, porte dans l'ame un
trouble & une agitation qui deviennent la
source des désordres les plus affreux, dont
nous ferons voir les suites funestes, après

avoir étayé notre opinion du témoignage de M. Vandermonde qui ne laisse rien à desirer sur tout ce que nous avons avancé de l'action reciproque du physique sur le moral, & du moral sur le physique.

« La nécessité, dit cet auteur, unit le corps » & l'ame, & le plaisir les enchaîne ; c'est lui » qui veille à la conservation du corps, au con- » tentement de l'ame. Mais ce même plaisir » que Dieu a attaché à notre conservation, » devient souvent l'instrument de notre des- » truction ; plus nous cherchons à nous satis- » faire, & plus nous devons nous méfier de » nous-mêmes. L'habitude se change en na- » ture, & le plaisir en nécessité. Nos organes » vivement excités, & fréquemment exercés » deviennent sensibles aux moindres impres- » sions ; nos humeurs rendues âcres, sont » autant d'aiguillons qui irritent nos desirs, » & maîtrisent notre ame.

» L'excès des passions est également con- » traire à l'ame & au corps. L'exercice fré- » quent des passions vives, en violant le » commerce sage & tranquille de l'ame & » du corps, viole aussi l'ordre dans nos plai-

» firs. Il irrite l'ame fans la rendre fenfible,
» il l'affecte fans lui plaire. L'ame gênée par
» la contrainte du corps, cherche à fe mettre
» en liberté, & par conféquent à fe fatis-
» faire. C'eft pourquoi, plus l'élafticité des
» fibres fe rétablit promptement, plus les
» objets extérieurs en augmentent les refforts,
» & plus l'ame eft fujette à fuivre le fentier
» de l'erreur & du crime. Il fe fait une dif-
» fipation confidérable du liquide nerveux ;
» l'efprit s'épuife & l'ame paie chérement
» fa complaifance ; auffi voit-on les per-
» fonnes, adonnées à de grands vices, porter
» fur leur vifage le caractere de leur liber-
» tinage, ou celui de l'imbécillité. L'ame
» eft occupée toute entiere de fon objet
» principal ; elle veut jouir, elle y tend par
» toute forte de moyens ; c'eft pourquoi la
» mémoire fe diffipe, le jugement fe dérange,
» & toutes les fonctions animales s'anéan-
» tiffent.

» Notre corps porte dans cette vie les
» marques fenfibles des excès qu'il a pu faire.
» L'habitude donne aux nerfs des difpofi-
» tions, des pentes à s'irriter, qui font pref-

» que infurmontables , ce qui donne naif-
» fance à des dégoûts , à des paffions fouvent
» extraordinaires. La dépravation de la bile &
» de la falive donne dans les pâles couleurs ,
» des appétits bizarres , des goûts capricieux
» qui font defirer aux filles les chofes les
» moins propres à les nourrir , comme le
» charbon , le plâtre & les fruits qui ne font
» pas en maturité. La tenfion trop forte dans
» les folides, eft auffi capable de nous porter
» aux plus violens excès. Un frénétique, eft
» dans un état de contrainte fi grand , fes
» fibres font fi tendues, que les impreffions
» des objets extérieurs les plus légeres font
» capables d'exciter en lui des mouvemens
» irréguliers, des idées folles , des penfées
» ridicules, & des actions indécentes. Il y a
» bien des gens qui, fans avoir de fievre,
» font dans une phrénéfie habituelle, dont
» les fens font fi fenfibles, que la moindre
» impreffion les agite très-vivement, & les
» conduit à des emportemens ou à des dé-
» bordemens honteux. Mais ces abus en-
» traînent toujours quelques fuites funeftes.
» La nature fe fatigue, le corps s'épuife, les

» organes s'affaissent, les sens s'émoussent,
» le sang dégénere, les humeurs se cor-
» rompent, les fonctions se dérangent, &
» la machine entiere languit ou succombe.
» Le corps n'est plus qu'une charge inutile,
» un fardeau ennuyeux, une masse informe
» qui accable l'ame, & dont les infirmités
» sont autant de preuves d'excès qui ne ser-
» vent qu'à notre humiliation ; ce ne sont
» plus ces sens fins & délicats, ces tendres
» organes, ces membres agiles, ces mou-
» vemens dégagés. Ce sont des yeux morts,
» une vue trouble, un palais émoussé, un
» odorat insensible, une oreille & un tou-
» cher, qui en perdant leur finesse nous
» privent des agrémens de la société. On
» porte des rides dans la jeunesse, & on
» traîne un corps mort dans la vieillesse ».

C'est presque toujours du premier choc
des passions que naissent tous ces désordres.
L'ame sensible & le corps mobile se prêtent
à tout au moment de la puberté. Les jeunes
gens sans expérience, séduits par le premier
attrait du plaisir, s'abandonnent à leur imagination qui leur promet toujours de nou-

velles, jouiſſances qu'elle exagere. Le deſir s'enflamme, le penchant entraîne, l'habitude ſuit, & on ſe livre ſans réſerve aux excès de tout genre qui énervent le corps, & qui abrutiſſent l'ame.

Il eſt maintenant facile de juger de l'influence réciproque du phyſique ſur le moral, & du moral ſur le phyſique, & de voir la différence qu'il y a des deſirs que les beſoins de la nature font naître dans l'homme négligé, d'avec ceux que l'imagination ſuggere à l'homme cultivé. L'un court après le plaiſir que la nature permet, autoriſe & commande; il emploie toutes ſes facultés, & il cherche à acquérir des qualités pour plaire, dans le deſſein de ſe ſatisfaire; l'autre court après des chimeres, ſe dégrade, s'avilit, ſe perd & ſe détruit, en ſuivant les erreurs d'une imagination dépravée.

Nous ne ſuivrons pas plus loin nos réflexions à ce ſujet. Nous allons tâcher de les rendre plus ſenſibles, en examinant les ſuites des mauvaiſes habitudes que les jeunes gens de l'un & l'autre ſexe contractent facilement,

foit par la force du tempérament, foit par
l'erreur de l'imagination, & qui les menent
rapidement à leur perte, lorfqu'on ne leur
oppofe pas de bonne heure le frein de la
raifon.

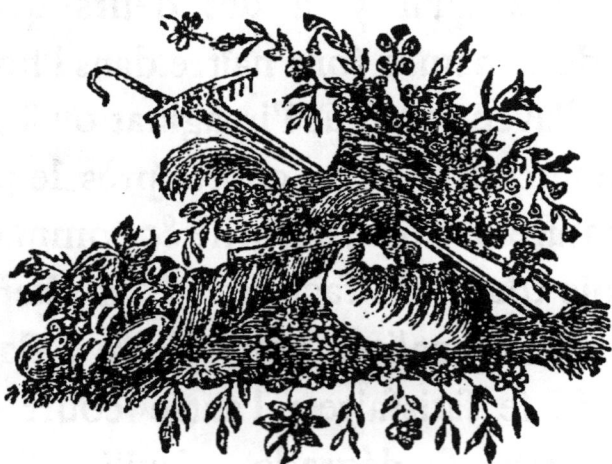

DES

MAUVAISES HABITUDES

FAMILIERES ET COMMUNES

AUX JEUNES GENS

DE L'UN ET DE L'AUTRE SEXE,

*Des Ravages qu'elles font à l'âge de Puberté,
& des Suites funestes qu'elles ont pour le
reste de la vie.*

TOUT le monde fait que la premiere étincelle des passions allume, dans le cœur des jeunes gens, un feu dévorant qui les consume, s'il n'est pas tempéré par la raison ; mais tout le monde ne fait pas que ce feu est souvent préparé de longue main, attisé, nourri, fomenté par des habitudes détestables, qui font le poison le plus subtil & le plus destructeur de l'espece humaine. Tout le monde ne fait pas que ces habitudes font très-communes parmi les jeunes gens de tous

les états ; tout le monde ne fait pas combien
elles font contagieufes ; combien elles font
difficiles à déraciner , & que les défordres
qu'elles caufent font irréparables. Or , il eft
très-effentiel que tout le monde le fache,
& c'eft ce que nous allons tâcher de faire
fentir , en raffemblant quelques faits choifis,
fur le grand nombre de ceux que nous avons
obfervés dans les différentes époques de la
jeuneffe.

Nous ne fuivrons cependant pas ces habitudes dans tous leurs progrès , dans tous leurs
retranchemens , ni dans toutes leurs nuances ;
il faudroit retracer les tableaux les plus affreux & les plus révoltans des obfcénités les
plus dégoûtantes que MM. Tiffot , Aftruc
& de Bienville ont été forcés de peindre ;
le premier dans fon excellent traité fur l'*Ona-*
nifme , les deux autres dans une très-bonne
differtation fur la *Métromanie* & la *Nym-*
phomanie. Ce font les meilleurs ouvrages
qu'on puiffe confulter fur ce fujet. Ces auteurs eftimables ont confidéré le mal porté
à fon plus haut degré , & dans un état prefque défefpéré. Nous le confidérons dans fon

commencement, lorfqu'il eft encore tems
d'y remédier. Ils ont fuivi leurs malades
jufqu'au milieu de l'abîme, en leur tendant
une main fecourable, pour les retirer de la
fange du vice, dans laquelle ils s'étoient vau-
trés. Nous les arrêtons fur les bords du pré-
cipice, & nous nous efforçons de les en
éloigner, fans qu'ils puiffent s'en appercevoir.
Ils ont travaillé pour des cœurs corrompus
& endurcis, nous travaillons pour d'inno-
centes victimes de la féduction & de l'erreur. Ils ont écrit principalement pour les
gens de l'art, & ne peuvent être lus fans
horreur, & avec quelque fruit que par
des gens prudens, fages & inftruits; nous
écrivons pour tout le monde, & fpécialement pour tous ceux qui font chargés de
l'éducation & du foin de la fanté de la jeuneffe, & nous n'avons rien négligé pour pouvoir être lus avec quelque avantage, même
par ceux qui femblent y avoir le moins d'intérêt. Nous n'entrerons point dans des détails
qui exigent des coups de pinceau capables
de bleffer les vues délicates; mais nous pein-
drons le vice fous des couleurs affez vives,

pour en dégoûter ceux qui n'en connoiſſent pas toute l'horreur. Nous inſiſterons particuliérement ſur les exemples , parce qu'ils ſont plus propres à inſtruire , & plus frappans que les raiſonnemens les plus approfondis ; mais nous les couvrirons du voile de la décence qui doit faire l'ornement de tout ce qu'on expoſe en public.

Les mauvaiſes habitudes dont nous parlons ſont très-fréquentes parmi les jeunes gens de l'un & de l'autre ſexe , dans les penſions, dans les colléges, dans les communautés, dans les régimens , & par-tout où ils ſont nombre. On les raſſemble pour les animer les uns par l'exemple des autres , & malheureuſement les mauvais exemples ſont par-tout bien plus fréquens que les bons. D'ailleurs il en eſt des jeunes gens comme des fruits : il ſuffit qu'il y en ait un de gâté , pour corrompre tous les autres. Comme le mal ſe fait en ſecret , à l'ombre du myſtere , il arrive ſouvent qu'il a fait de très-grands progrès avant qu'on puiſſe s'en appercevoir. Ce n'eſt que par la plus exacte vigilance qu'on peut le prévenir , & on doit l'employer avant même d'avoir des foupçons. Il eſt très-difficile de s'en aſſurer dans le commencement , mais avec un peu d'attention, il eſt poſſible de le prévoir.

Les jeunes gens adonnés à ce vice perdent bientôt de leur vivacité , de leur gaîté. Ils aiment à être feuls, ou avec les complices de leurs manœuvres. Ils font diſtraits , penſifs & rêveurs. Ils fuient les amuſemens de ſociété , ils prétextent de fréquens beſoins pour s'éloigner de leurs camarades ; & dans le travail leur application apparente eſt plus dirigée à l'objet de leur paſſion qu'à leur devoir. On y apperçoit bientôt les traces de négligence qui décelent l'objet de leur occupation. Sur ces indices , il eſt tems de prendre toutes les meſures , que la prudence peut ſuggérer, pour arrêter les ſuites du mal. Les reproches feroient inutiles , les queſtions déplacées, les punitions nuiſibles. Le ſeul moyen d'y remédier , eſt de porter une attention ſcrupuleuſe ſur la conduite particuliere de chacun , avec une circonſpection , qui , laiſſant entrevoir le foupçon , n'annonce aucun trait de ſévérité. La raiſon eſt le frein de

tous

tous les âges , quand on fait la manier &
l'employer à propos ; la douceur & l'aménité
lui affurent prefque toujours le fuccès, mais
il faut y joindre l'adreffe , pour détourner
l'imagination des objets qui la captivent.

Quelle que foit l'attention des furveil-
lans , ce vice s'enveloppe de tant de myf-
teres , & les jeunes gens employent tant
d'artifices, qu'ils trouvent fouvent le fecret
de tromper leur vigilance. On ne s'apperçoit
alors du mal , que lorfqu'il fe montre à dé-
couvert , & quoiqu'il foit confirmé , il eft
quelquefois accompagné de tant de circonftances étrangeres , qu'elles font prendre le
change à ceux qui ne font pas accoutumés à
fonder les replis du cœur humain , & à re-
monter jufqu'aux premieres fources de fes
affections & de fes égaremens. Les fautes
que commettent en pareil cas , comme je
les ai commifes moi-même , beaucoup de
gens de l'art , très-habiles d'ailleurs , & très-
verfés dans l'exercice de leur profeffion ,
font fi fréquentes , que je ne faurois affez
recommander à tous ceux qui font appellés
pour des jeunes gens, de ne jamais leur pref-

crire aucun remede actif , avant de s'être
affurés , autant qu'il eft poffible , de l'état de
leur moral , & de la marche de leur conduite. J'en ferai fentir les conféquences dans
la fuite ; mon deffein eft d'expofer ici l'enfemble des fymptomes qui caractérifent le mal.

Il s'annonce par la trifteffe ; par une humeur fombre & mélancholique ; par la diminution des forces , l'abatement & le relâchement de tout le genre nerveux ; par la
maigreur, la pâleur du vifage , l'altération
de fes traits , & de la fraîcheur de la peau
parfemée de boutons enflammés , calleux ou
fuppurans ; par la langueur des yeux, la foibleffe de la vue , des éblouiffemens des vertiges ; par quelque gêne dans la refpiration,
un ferrement à la poitrine , l'haletement ou
l'effoufflement à la moindre fatigue ; par
une toux feche & importune, une voix dé-
bile & enrouée ; par des dérangemens de
l'eftomac, des digeftions lentes, des goûts
bizarres , la perte de l'appetit , des flatuofités fréquentes & incommodes , des douleurs au creux de l'eftomac , des naufées ,
des vomiffemens ; par des borborigmes , des

conftipations habituelles ; par un fommeil
interrompu, lourd, laborieux, & traverfé
par des fonges obfcenes & fatiguans, fuivis
de pertes forcées, qui menent bientôt à la
débilité, à l'affaiffement, & qui acheminent
au marafme, à travers le défordre de toutes
les fonctions & de toutes les facultés phyfiques & morales, & des accidens affreux
dont on peut voir le détail dans les auteurs
cités ci-deffus.

On fent bien que tous ces fymptomes ne
font pas réunis dans le même fujet, & qu'il
doit y avoir des différences des uns aux autres,
felon le tempérament, la force & l'ancienneté
de l'habitude. Mais il y en a toujours plufieurs
qui vont enfemble. Chez les uns, c'eft la tête
qui eft principalement affectée ; chez d'autres,
c'eft la poitrine ; chez ceux-ci, c'eft l'eftomac ;
chez ceux-là, c'eft le bas-ventre, &c. A mefure
que le mal fait des progrès, toutes les parties
s'affectent fucceffivement, parce que la perte
de l'humeur prolifique, & les fecouffes du
genre nerveux, qui en font inféparables,
portent effentiellement fur toutes les parties,
jufqu'aux plus petites fibres, de maniere que

le corps perd non-feulement de fes belles
formes, mais encore qu'il devient hideux
& révoltant. C'eft ce qu'on peut voir dans
le tableau des auteurs déja cités, dont je
me fuis fait une loi de ne donner que de
très-légeres efquiffes dans les obfervations
fuivantes.

PREMIERE OBSERVATION.

Un riche particulier de province envoya fon
fils unique à Paris, dans une penfion renom-
mée, à l'âge de 12 ans. Ce jeune homme joi-
gnoit à une bonne conftitution, à une grande
vivacité, & à une figure intéreffante les difpofitions les plus heureufes pour tous les
genres d'inftruction & pour toute forte d'exercices. Il avoit toujours primé dans la province parmi fes camarades, il continua à s'y
diftinguer dans la capitale. Son application,
fon zele & fon amour pour le travail parurent
s'animer par fes fuccès, & par les éloges qu'ils
lui méritoient. Sa fanté bien loin d'en être
altérée n'en devint que plus brillante. Il grandit, il engraiffa, & fe fortifia, tandis qu'il

acquéroit des graces & des talens. Il étoit
un exemple à citer en tout, & fes progrès
firent concevoir, pendant deux ans, l'efpérance d'en faire le jeune homme le plus accompli. Il commença alors à perdre de fa
vivacité & de fa gaieté; il montra moins
d'ardeur pour le travail; fon humeur changea,
& fon embonpoint fur-tout diminua fenfiblement en peu de tems. On crut que c'étoit
l'effet du travail & de l'application, on les
modéra, & on chercha à le diftraire; on
lui fit voir les curiofités, on le mena aux
fpectacles. Sa gaité & fa vivacité fe rani-
merent un peu, mais fon embonpoint au lieu
d'augmenter diminua encore fi bien, qu'il
parut réellement malade. On appella du
fecours; le médecin confulté foupçonna des
obftructions, & fit quelques légers remedes,
qui aigrirent le mal, bien loin de le calmer;
il devint bientôt très-férieux & très-inquié-
tant. On multiplia les confultations. Il fut
queftion de faignées du pied, & d'autres
remedes qui annonçoient le danger, & qu'on
fe difpofoit à exécuter, lorfqu'une fervante
de la maifon fe crut obligée de révéler les

propofitions que ce jeune homme lui avoit faites, & elle ajouta que les démonftrations, dont il avoit fouvent accompagné fes pourfuites, ne lui permettoient pas de douter qu'il n'eût fait bien des facrifices en fa faveur. On le queftionna fur ce chapitre, il répondit naïvement, en s'attendriffant, fans paroître fâché qu'on eût pénétré fon fecret, qu'il avoit eu une mauvaife habitude avant de venir à Paris, qui lui avoit été fuggérée par l'exemple ; que fans en connoître la conféquence, il s'étoit apperçu qu'elle lui nuifoit, parce qu'elle l'empêchoit de s'appliquer, & qu'elle le mettoit dans un mal-être qu'il n'éprouvoit pas lorfqu'il s'en abftenoit ; qu'enchanté de venir à Paris, avec un grand defir d'apprendre, il n'y avoit plus penfé. Que cette habitude avoit été réveillée par la vigueur à laquelle il étoit parvenu depuis quelque tems, fur-tout depuis le moment qu'il avoit rencontré par hafard une jeune perfonne qui avoit tellement frappé fon imagination, qu'il en avoit fait fon idole ; que dès cet inftant toutes fes penfées avoient été dirigées à cet objet ; que malgré lui il en

étoit occupé nuit & jour ; que, quoi qu'il eût été
très-flaté de beaucoup d'autres qu'il avoit vu
aux fpeacles, il n'avoit pas pu s'en détacher ;
qu'ayant cru remarquer quelques traits de ref-
femblance de cette perfonne dans la jeune
fervante , il auroit tout facrifié pour la
vaincre ; que ces inftances ayant été vaines,
il s'étoit abandonné à fon habitude pour fe
fatisfaire ; qu'au furplus fes fonges produifoient le même effet que fes manœuvres.

Je ne fais quels font les moyens moraux qu'on
employa , je fais feulement qu'on changea
le plan du traitement ; le mal parut s'adoucir,
fans fe calmer fenfiblement. Les parens rappellerent ce jeune homme , prirent des confeils de toutes parts , le firent vivre à la campagne , le firent promener de ville en ville ;
mais inutilement. Sa paffion le fuivit par-tout ;
fa fanté fe délabra de plus en plus, fes forces
s'épuiferent, fon efprit s'affoiblit, fa bonne
humeur fit place à la plus trifte mélancholie ,
il devint parfaitement hypocondriaque. Sa
vie ne fut plus qu'un tiffu de peines & de
douleurs , & après avoir végété dans le printems de fa jeuneffe , au milieu des glaçons

de la vieilleſſe, il mourut dans le maraſme à l'âge de vingt-ſept ans.

REMARQUES.

Il n'y a pas une circonſtance dans cette obſervation qui ne ſoit intéreſſante. Il eſt important de faire remarquer les plus eſſentielles. Le jeune homme déclare que *ſa mauvaiſe habitude lui a été ſuggérée par l'exemple.* Eſt-ce la faute des maîtres? Je ne le crois pas. Je dois préſumer qu'un pere riche a mis ſon fils unique, & digne d'être chéri, dans une penſion qu'il a choiſi avec ſoin, & il faut convenir qu'en général elles ſont bien tenues, & qu'il y en a par-tout de très-bonnes & de très-bien dirigées. De qui eſt-ce donc la faute? De la fragilité, & de la malice de la pauvre nature humaine, dira un moraliſte. *Omnis homo pronus ad malum ab adoleſcentiâ.* Ne ſeroit-ce pas auſſi un peu la faute de la forme de notre éducation? La jeuneſſe n'aime pas la contrainte, & vous y tenez des enfans au moins ſept ou huit heures par jour dans un morne ſilence, aſſis ſur des bancs vis-àvis de livres qui les ennuient. L'imagination erre, la situation gêne & produit quelque mouvement machinal dans les parties les plus comprimées. On y porte la main ; on s'y arrête ; on y revient ; on sent du soulagement ou du plaisir ; le voisin s'apperçoit de la manœuvre ; on en jase, chacun fait ce qu'il voit faire, & l'habitude passe de l'un à l'autre.

Le jeune homme ajoute qu'il s'est apperçu que cette habitude lui nuisoit, qu'elle l'empêchoit de s'appliquer. D'où vient cette réflexion ? D'une passion plus forte. Les enfans ont-ils des passions ? Sans doute qu'ils en ont & de très-vives. L'amour-propre est la premiere qui les domine ; ils aiment à être caressés & à être loués. Voyez l'effet que produit cette croix qu'on donne aux premiers des basses classes, & qui est la seule bonne invention de nos colleges. Les enfans accoutumés à l'avoir ne boivent, ne mangent, ni ne dorment, & font des efforts incroyables d'application pour la défendre & pour la conserver. Celui-ci avoit le desir de primer sur ses camarades poussé jusqu'à la passion.

Il l'annonce, puifqu'il eft enchanté d'aller dans une meilleure école. Cette paffion s'anime, & fe foutient jufqu'à la puberté, où la force du tempérament en fait naître une autre, qui réveille l'ancienne habitude. Celle - ci prend le deffus, & devient furieufe à l'afpect d'un objet agréable qui frappe l'imagination, & qui l'abforbe.

Tout cela eft dans la nature ; mais ce qui eft bien loin de la nature & contre la nature, c'eft cette mauvaife honte, fruit de nos préjugés qui nous force de diffimuler la plus noble, la plus flateufe & la plus utile des paffions, fi elle étoit bien dirigée. Eft-on le maître de fentir ou de ne pas fentir ? Eft-on le maître de trouver beau ou laid ce qui nous paroît tel ? Eft-on le maître d'aimer ou de ne pas aimer ce qui nous affecte agréablement ou défagréablement ? Les paffions font l'attribut effentiel de l'homme ; elles font toutes bonnes & louables, il n'y a que l'application & l'excès qui en foient nuifibles & blâmables.

Si ce jeune homme eût parlé librement de l'objet agréable qui l'avoit frappé, l'im-

preſſion n'auroit pas été ſi forte, on en auroit
ri, on en auroit badiné, on l'en auroit diſ-
trait ; il n'en auroit pas fait une chimere qui
eſt devenue le poiſon deſtructeur de ſon corps
& de ſon ame. On auroit connu la ſource
de ſon mal, & au lieu de jeter de l'huile
ſur le feu, comme on a fait, en menant le
malade de ſpectacle en ſpectacle, on auroit
employé des moyens convenables, tandis
qu'on l'a traité au haſard & en aveugle.

Qu'il me ſoit permis de m'élever ici contre
l'abus le plus ancien & le plus univerſel. Juſqu'à quand les médecins, tous intimément
convaincus de l'influence du moral ſur le
phyſique, ſe borneront—ils à ne conſidérer
& à n'examiner leurs malades que du côté
des facultés & des fonctions animales, qui
dépendent ſi eſſentiellement du feu divin qui
les anime ? On ſoupçonne des obſtructions.
Doit—on établir un traitement actif & riſ-
queux ſur des ſoupçons ? Mais ſuppoſons des
obſtructions. D'où viennent-elles ? Les affections morales ne les produiſent—elles pas auſſi
ſouvent que les déſordres phyſiques ? & ceux-
ci, d'où viennent-ils encore le plus ſouvent ?

Il faut trancher le mot. Tant qu'on ne con-sidérera l'homme que comme machine, tant qu'on examinera qu'une face du tableau, l'art fera, non-feulement toujours infructueux, mais toujours nuifible, & fouvent funefte.

Encore un petit reproche, j'en fuis bien fâché, & j'en demande pardon à mes con-freres ; mais la force de la vérité m'y con-traint. . . . La jeune fervante, néceffairement auffi alarmée qu'attendrie, malgré fa vertu, guidée par le feul bon fens, apperçoit le danger des remedes ; elle fait toucher au doigt & à l'œil la caufe du mal. On change le plan du traitement, c'eft à merveilles ; mais on donne des remedes : pourquoi ? Et quels re-medes ordonne-t-on ? La caufe du mal eft morale, détournez-la, calmez-la. Le corps ne demande qu'à être réparé de fes pertes, il en eft encore tems. Mais comment le ré-parer fans remedes ? Rien de fi facile dans le cas préfent. Le jeune homme étoit riche, il avoit de l'efprit, il étoit aimable, il étoit inftruit ; fans careffer fa paffion, il ne falloit pas la contrarier, il falloit au contraire la louer, en la mettant à fa jufte valeur, & dé-

cider le jeune homme à voyager. En cher-
chant l'objet charmant, qu'il n'auroit pas
trouvé, il auroit vu une multitude d'autres objets
qui en auroient détourné son imagination. Il
auroit sans cesse changé d'air & de régime,
il se seroit fatigué. Son corps & son esprit continuellement exercés, toujours par des objets
nouveaux, auroient eu besoin de repos &
de sommeil qui auroient ranimé les fonctions
de l'un & de l'autre, en y ramenant le calme
& l'harmonie. C'étoit certainement là un
moyen infaillible de sauver un sujet qui auroit
fait honneur à sa patrie & à l'humanité.

IIe. OBSERVATION.

Le fils unique d'une bonne maison, dont
l'éducation avoit été fort négligée, perdit sa
mere, dont il étoit l'idole, à l'âge de 9 ans.
On se hâta de le mettre en pension, pour lui
faire réparer le tems perdu. Il étoit gros,
gras & parfaitement bien portant. Il se passa
six mois sans qu'on apperçût aucun changement dans sa santé. Il commença alors à mai-
grir; quoiqu'il parût avoir le même appétit

& faire toutes ſes fonctions ordinaires. On regarda cela comme un ſigne de croiſſance ; mais la maigreur augmentant, ſans qu'il parût grandir, on ſe perſuada que ce pouvoit être l'effet du changement de régime & de l'ennui. On conſulta un médecin, qui ſoupçonna des vers ; on le traita en conſéquence. La maigreur augmenta encore, & il ſurvint un peu de fievre, avec une petite toux ſeche qui inquiéta ; on rappella l'enfant dans la maiſon paternelle pour le traiter avec plus de ſoin. On avoit remarqué qu'il prétextoit de fréquens beſoins, & qu'il reſtoit quelquefois fort long-tems aux commodités. On l'obſerva de plus près, & on découvrit enfin ſes petites manœuvres. L'ayant pris ſur le fait, on voulut ſavoir comment & pourquoi il ſe livroit à cet exercice. Il répondit qu'il l'avoit vu faire à ſes camarades, & qu'il ſentoit une démangeaiſon qui l'obligeoit de ſe grater ; on ne fut plus ſurpris de ſa maigreur, & on ne douta plus de la nature de la maladie.

Dès ce moment, on prit toutes les précautions poſſibles pour arrêter les progrès de

cette habitude, & les remedes fuivirent de
près. On lui donna un domeftique de confiance, qui ne le quittoit ni jour ni nuit.
Malgré le zele & l'attention de ce domeftique, fa vigilance fe trouvoit fouvent en défaut ; pour peu qu'il détournât les yeux, l'enfant cédoit à fon penchant, & bientôt la préfence du domeftique ne l'intimida plus. Les
reproches, les exhortations, les menaces,
tout fut inutile. Il fallut chercher des expé-
diens pour le contraindre. On lui enveloppa
les mains; cela ne fuffifoit pas pour empêcher
fa manœuvre la nuit. On imagina de les lui
attacher avec des rubans que le domeftique
tenoit, & qui fervoient à l'avertir de ce qui
fe paffoit. Pendant le jour, on lui mettoit des
bretelles, du haut defquelles pendoit un petit
cordon, de chaque côté, qui faififfoit l'avant-
bras, de maniere que les mains ne pouvoient
pas s'étendre plus bas qu'au-deffous de la
poitrine.

A force de foins, d'attentions & de perfévérance, on vint à bout de modérer cette
habitude, fans la détruire entiérement. L'enfant fe rétablit un peu, & grandit affez rapi-

dement, mais sans se fortifier en proportion de sa croiſſance. Il donna cependant des marques de puberté à 13 ans. On redoubla de soins & d'attention dans ce moment critique, &, avec le ſecours de la raiſon, on prévint les ſuites funeſtes de cette habitude ; mais le jeune homme eſt reſté foible & valétudinaire, malgré beaucoup de remedes qu'il avoit fait, & qu'il continuoit encore à 19 ans, qu'il me conſulta, & que je lui conſeillai de borner au bon régime, aux bains froids & aux voyages, ou à des exercices ſoutenus, mais bien ménagés.

REMARQUES.

Les ſoupçons ſervent encore ici de regle au médecin, tandis qu'il lui faut des indications, & par conſéquent des ſymptômes. Il eſt vrai que les ſymptômes des maladies vermineuſes ſont ſouvent fort incertains & fort équivoques ; mais encore y en a-t-il toujours de plus ou de moins ſenſibles. Ici il n'y en avoit point, & il ne pouvoit pas y en avoir, puiſque la maladie étoit, non-ſeulement abſolument différente, mais qu'elle n'a aucune

analogie

analogie avec les maladies vermineuses, que lorsqu'elle est invétérée & qu'elle affecte essentiellement les nerfs. Or, celle-ci étoit encore récente. Les remedes étoient donc administrés au hasard ; & que peut-on attendre des remedes au hasard ? Ce qui en arriva dans ce cas ; un accroissement subit du mal & des symptômes plus graves. La fievre, la toux étoient fort à redouter, puisqu'elles annonçoient le commencement de la pthisie dorsale. Il y avoit certainement moins de risque à attendre & à ne rien faire. Je ne dirai rien des autres remedes subséquens, ne les connoissant pas ; mais, quels qu'ils soient, je ne saurois les approuver, parce que je suis très-persuadé qu'il n'en faut d'aucune espece, lorsque les visceres sont bons, & que les plus innocens sont au moins parfaitement inutiles, s'ils ne sont pas nuisibles, pour vaincre des habitudes. Je passe rapidement sur cet objet, sur lequel on sent, sans doute, que j'aurois encore beaucoup à dire, pour m'arrêter aux précautions.

Ces précautions sont fort sages en apparence ; mais le sont-elles en effet ? Ne sont-elles pas diamétralement opposées au but

X

qu'on se propose ? Comment détourner l'imagination d'une habitude que tout rappelle sans
cesse ? La présence habituelle d'un domesti-
que , les exhortations , les reproches , l'appareil pour retenir les mains , le séjour dans
une chambre , ou de petites promenades ,
sans cesse observé , &c. ; tout cela est-il bien
propre à distraire un enfant, & un enfant gâté,
accoutumé dans le principe à faire toutes ses
volontés , & actuellement gêné au point de
ne pouvoir pas faire ce qui le flatte le plus ?
Tout cela peut-il émousser des sensations dont
il n'est plus le maître ? Des rubans , des cor-
dons , des gants & des mitaines , la rigidité
d'un observateur , me paroissent un mur de
séparation bien foible entre le crime & le
criminel , même le plus disposé à la résipis-
cence ; & ce n'est pas ici le cas. Ne seroit-il
donc pas plus expédient d'éloigner & de pros-
crire tout ce qui peut retracer jusqu'à la plus
légere idée d'un appât qui captive l'imagination ? Je crois qu'il vaudroit beaucoup mieux
mettre des enfans dans cet état à la campagne, chez un bon paysan. Cet enfant, bien
vêtu , bien nourri , mais vivant en commun

avec ceux de la maifon, occupé comme eux felon fes forces, ou les imitant & les fuivant à fon gré, frappé d'objets fi difparates & fi tranchans avec ceux qui lui font familiers, auroit néceffairement d'autres idées, qui occuperoient fon imagination, ne fût-ce que par la nouveauté & par la fingularité qu'il y trouveroit. Fatigué par un exercice continuel, diftrait à chaque inftant par des objets nouveaux & inconnus, frappé par des exemples que préfentent par-tout les mœurs fimples de la campagne, & animé par un air libre, pur & fain, il feroit prefque impoffible qu'un enfant en pareille pofition ne fe rétablît pas avec une bonne conftitution, & qu'il ne contractât pas bientôt d'autres habitudes. L'exemple fuivant me confirme dans cette opinion.

IIIe. OBSERVATION.

Un riche fermier qui avoit beaucoup d'enfans, en mit un, âgé de douze ans, dans le deffein de lui faire apprendre dans la fuite un peu de chicane, pour gérer les affaires de la maifon, dans une petite penfion de

village. Cet enfant lourd, groſſier en apparence, fit d'aſſez bonnes études. Sur les bons
témoignages que le maître en rendoit, le pere
changea d'avis. Il voulut en faire un prêtre.
En conſéquence il l'envoya au collége, où il
continua de bien faire. La ſeconde année, il
eſſuya une maladie grave, qui cependant ſe
termina heureuſement, & aſſez promptement;
mais la convaleſcence fut très-difficile. Les
forces ne ſe rétabliſſoient pas, & les fonctions ſe faiſoient mal. Le chirurgien qui l'a-
voit traité, & qui connoiſſoit les rubriques
de collége, n'en voyant pas la cauſe, con-
çut des ſoupçons ſur la conduite de ce jeune
homme, qui n'étoit plus enfant, & s'en expliqua clairement avec lui. Celui-ci avoua
franchement ſa turpitude, & lui ajouta qu'il
croyoit que ſa maladie & ſa langueur ne
venoient que delà. Cet honnête chirurgien
écrivit au pere, qui partit ſur le champ, &
ramena un ſquelette mouvant qui pouvoit à
peine ſe ſoutenir. Le ſur-lendemain il vint
m'apporter la lettre du chirurgien, & me
conſulter. Je lui conſeillai de ne faire aucun
reproche à ſon malade; de le bien nourrir,

mais avec prudence ; de ne jamais le laisser
feul ; de ne le faire coucher que lorfqu'il
feroit accablé de fommeil ; de le faire lever
dès qu'il feroit éveillé ; de le faire fortir tous
les jours , tel tems qu'il fît ; de lui faire fuivre
la charrue dans les beaux jours , dès qu'il
feroit en état , & de l'occuper dans la grange
les jours de pluie , ne fût-ce qu'à remuer
des bottes de foin. Tout cela fut exécuté
ponctuellement. Le pere ajouta de fon chef à
l'ordonnance de lui faire prendre une écuelle
de bouillon, avec un tiers d'excellent vin, qui
fit l'office du meilleur julep calmant & le plus
reftaurant. Le fommeil revint , l'appétit fe
réveilla , toutes les fonctions fe rétablirent
fucceffivement , & le jeune homme reprit
toute fa force & fa vigueur dans moins de
fix mois. Le pere l'occupa d'abord à relever fes comptes , & lui fit faire enfuite pendant quelque tems toutes les affaires extérieures de la maifon ; & fans jamais lui rien
dire de fa conduite, il lui déclara qu'il ne vouloit pas qu'il fe fît prêtre , qu'en conféquence
il n'avoit qu'à choifir un autre état. Il fe dé-

cida pour le commerce, & il s'y eſt très-bien comporté.

REMARQUES.

Toutes mes réflexions ſur cette obſervation ſe bornent à demander s'il y a quelque remede qui eût opéré une guériſon auſſi prompte & auſſi complette. Il devoit y en avoir beaucoup d'indiqués, puiſque toutes les fonctions ſe faiſoient mal, & que le délabrement du ſujet étoit extrême. Cette guériſon prouve, que lorſque les viſceres ſont bons, il ſuffit d'écarter les obſtacles, d'obſerver un bon régime, & d'avoir une conduite réguliere, pour que la nature ſe rétabliſſe d'elle-même. Le point eſſentiel eſt de diſtraire l'imagination de ſon objet ; on ne peut ſe flater d'y réuſſir qu'en lui en préſentant d'autres pour l'occuper, tandis qu'on exerce le corps.

IVᵉ. OBSERVATION.

Un jeune homme, qui avoit été ſujet dans

fon enfance aux convulfions, vint joindre fon oncle, capitaine dans un régiment de quatre bataillons, où il devoit occuper lui-même le premier emploi vacant. Il fut très-bien accueilli de fes camarades qui étoient fort nombreux, & il eut bientôt pris tous leurs erremens, qui dans ce métier ne font pas toujours felon la prudence & la fageffe. Il étoit très-bien élevé, poli & aimable. Ces qualités, qui auroient dû le garantir de la féduction, ne fervirent qu'à l'engager davantage par l'intimité qu'il eut avec eux ; mais il ne tarda pas à s'en repentir. Il éprouva d'abord des crampes violentes, toutes les fois qu'il s'excitoit à des actes, que fa façon de penfer lui auroit fait détefter, s'il n'eût pas été entraîné par l'exemple de la multitude. Quelques mois après, les crampes, qui étoient particulieres aux jambes & qui fe diffipoient peu-à-peu, fe terminerent par une fecouffe de tout le genre nerveux, qui lui portoit à la tête, & qui l'auroit fait tomber, s'il n'avoit pas pris quelque précaution. Inquiet des fuites que cela pouvoit avoir, il vint me confuler. Je l'exhortai vivement à rompre abfolument

avec cette déteftable habitude ; il m'affura
qu'il le defiroit d'autant plus qu'il n'y avoit
aucun penchant ; mais qu'il ne favoit comment faire pour éviter les occafions ; que
n'ayant point encore d'emploi, il ne pouvoit
guere fe fouftraire à celles que lui offroit la fréquentation de fes camarades, fans paroître fingulier, ce qui lui réuffiroit mal dans leur efprit.
Sur l'aveu qu'il me fit que cette efpece d'or-
gie ne fe célébroit que le foir, je lui confeillai
de prétexter une migraine pour s'en abfenter.
L'excufe fut valable pendant un tems ; mais
le mal étoit fait. Les crampes revenoient affez
fréquemment, quoique l'habitude n'eût plus
lieu, & la fecouffe par laquelle elles fe terminoient étoit toujours plus forte. Il eft vrai
que les fonges qui tenoient lieu de la manœuvre, par l'effet qu'ils produifoient fur les organes, les entretenoient dans les mêmes difpofitions. Cette circonftance bien réfléchie
me détermina à préfcrire les bains, & à interdire au malade toute occupation morale &
férieufe, à l'exception de la mufique qu'il
aimoit paffionnément. Les accès s'éloignerent
peu-à peu, s'affoiblirent & difparurent enfin,

Mais il en eſt reſté un agacement & une ſenſibilité extrème dans le genre nerveux dégé-
nérée inſenſiblement en une affection hypocondriaque , qui l'a privé des douceurs de la
vie , & des agrémens de la ſociété.

REMARQUES.

Si ce jeune homme n'eût pas eu pour cette
abominable habitude une ſorte de répugnance
qu'il devoit à ſa bonne éducation ; s'il s'y fût
abandonné avec cette fureur aveugle qui y
entraîne ordinairement ; s'il n'y eût pas renoncé
auſſi promptement, il n'y a point de doute
qu'il ne fût devenu épileptique dans très-peu
de tems.

M. Tiſſot croit, d'après ſes propres obſervations , & celles de beaucoup d'autres qu'il
cite , que ces manœuvres ſont la cauſe la plus
ordinaire de cette horrible maladie , qu'elles
l'entretiennent, qu'elles la renouvellent, lorſqu'elle a été guérie , & qu'elles la rendent
incurable. Il aſſure avoir vu ſouvent les accès renouvellés par ces actes , dans ceux qui
y étoient déja ſujets. Il n'en tire pas des con-

féquences moins défavorables pour ceux qui font fujets aux affections hypocondriaques, ou qui y ont quelque difpofition : l'obfervation précédente, en eft une preuve, la fuivante la confirme.

Vᵉ. OBSERVATION.

Le fils d'un homme de lettres, fujet aux fpafmes, & d'une mere très - vaporeufe, homme de lettres lui-même, avoit marqué de la fingularité dès fa plus tendre jeuneffe. Il y avoit des jours où il étoit d'une gaîté pétulante, & d'autres d'un fombre affreux. Parvenu à l'âge des paffions, il fut extrême en tout. Livré au plaifir, lorfque la nature ne fourniffoit plus, il s'excitoit par tous les moyens poffibles, jufqu'à ce qu'il fût réduit aux abois. Ses premiers effais lui cauferent une maladie cruelle, qui faillit lui coûter la vie. Il fut languiffant pendant plus de deux ans. Ce n'eft qu'à force de foins qu'il fe rétablit, jufqu'à un certain point. Il perdit avec l'énergie de fon phyfique, tous les agrémens de fon efprit. Il ne lui en refta que la caufticité. Décidé en tout, foutenant les opinions les plus abfurdes avec chaleur; pour peu qu'on le contrariât, il fe mettoit dans des fureurs qui troubloient quelquefois fa raifon. Il en vint à des écarts dont il s'apperçut, mais trop tard. Il fallut le féqueftrer de la fociété. On le mit dans une communauté pour le traiter; les remedes en calmant les fougues de fon caractere, le jeterent dans l'imbécillité.

Remarques.

Cette obfervation répond parfaitement à celles de M. Tiffot. « Si les hypocondria-
» ques, par d'autres caufes, dit cet auteur,
» fe livrent à cette pratique, elle empire tous
» les accidens du mal, & le rend totalement
» incurable. J'ai vu les inquiétudes, les agi-
» tations, les anxiétés les plus cruelles être
» l'effet de ces deux caufes réunies, & des
» obfervations réitérées n'ont prouvé que
» dans les hypocondriaques qui font fujets à
» avoir quelquefois des attaques de délire ou
» de manie, la mafturbation hâte toujours

» les accès. Le cerveau affoibli par cette
» double caufe perd fucceffivement toutes
» fes facultés, & les malades tombent enfin
» dans une imbécillité qui n'eft fufpendue
» que par quelques attaques de phrénéfie ».
Il eft vraifemblable que cette derniere circonftance n'a pas eu lieu dans le malade qui
fait le fujet de notre obfervation, parce que
les folides ont été affoiblis, en paffant par
les différens degrés de la maladie qui a été
portée à l'extrême, ou par l'effet des derniers remedes, qui n'ont produit le calme dans
l'imagination, qu'en détruifant le refte de leur
reffort.

VIᵉ. OBSERVATION.

Un lieutenant d'infanterie, âgé d'environ
dix-huit ans, d'un tempérament fanguin, fort
& robufte en apparence, fut atteint au mois
de mars d'une fluxion de poitrine caractérifée
par les fymptomes les plus violens. Je crus
devoir commencer le traitement par une faignée ; l'oppreffion bien loin de diminuer
augmenta confidérablement, & le pouls s'af-

faissa au point, que je fus obligé de faire appliquer des véficatoires pour le relever. Le fang étoit fec, brûlé, & abfolument privé de férofité, les urines très-incendiées, &c. augurant très-mal de cette maladie, je queftionnai le malade fur fa conduite; il me confeffa que depuis l'âge de douze ans il avoit contracté une habitude à laquelle il s'étoit abandonné depuis qu'il étoit entré au régiment, qu'il en avoit été tellement épuifé qu'il perdoit dans les fonges fans le fentir, qu'ayant fait part à fes amis de l'inquiétude qu'il avoit à ce fujet, on lui avoit dit que l'ufage des femmes étoit le meilleur remede pour cela, qu'en conféquence il avoit profité de toutes les occafions, & qu'elles n'avoient pas été rares.

Je conclus de cet expofé qu'il ne falloit plus penfer à la faignée, & qu'il ne falloit attendre du fecours que des délayans, des incififs & diaphorétiques employés & variés à propos. Le cas étoit trop embarraffant pour que je puffe diffimuler mon inquiétude. Le malade qui s'en apperçut, en eut, comme de raifon, beaucoup plus que moi. Je le raſſurai cependant, en lui faiſant entrevoir les reſſources que je trouverois dans ſa jeuneſſe, pourvu qu'il ſe laiſſât conduire, & qu'il eût une confiance décidée dans mes moyens. Sa réſolution parut très-ferme, & ne ſe démentit pas, malgré tous les contretems qui ſe préſenterent dans le cours de la maladie. Elle fut très-orageuſe ; tous les efforts de la nature furent tardifs, lents & imparfaits. L'expectoration & les ſueurs ne fournirent que très-peu. Il fallut en venir à de nouveaux véficatoires, & les entretenir aſſez long-tems. Les accidens ne diſparurent que vers le vingtieme jour. La convaleſcence fut longue & difficile ; le malade ſe rétablit peu-à-peu, à l'aide de la jeuneſſe & de la belle ſaiſon. Comme la réſolution de l'engorgement n'avoit pas été parfaite, il lui reſta un peu de gêne dans la reſpiration ; mais dont il ne s'apperçut dans la ſuite que dans les excès & dans la fatigue.

REMARQUES.

Ceci confirme encore le ſentiment de M.

Tiſſot, qui croit comme nous, que les mauvaiſes habitudes de la jeuneſſe rendent les
maladies aigues toujours dangereuſes, & ſouvent malignes. « De triſtes obſervations,
» dit-il, m'ont appris à moi-même que les
» maladies aigues dans les maſturbateurs
» étoient très-dangereuſes. Leur marche eſt
» ordinairement irréguliere, leurs ſymp-
» tômes bizarres, leurs périodes dérangées,
» l'on ne trouve point de reſſources dans
» le tempérament ; l'art eſt obligé de tout
» faire, & comme il ne procure jamais de
» criſes parfaites, quand après beaucoup
» de peines, la maladie eſt ſurmontée, le
» malade reſte dans un état de langueur,
» plutôt que de convaleſcence, qui exige une
» continuation de ſoins les plus aſſidus, pour
» empêcher qu'il ne tombe dans quelque ma-
» ladie chronique ». C'étoit ce qu'il y avoit
à craindre ici : aucune criſe n'avoit été complette. La réſolution avoit été imparfaite, le
poumon étoit reſté embarraſſé d'un reſte de
matiere qui le gênoit. Il pouvoit en réſulter
des tubercules, ou un foyer qui auroit néceſſairement ſuppuré, ſi la force du tempé-

rament, secondée de la belle saison, n'eût achevé ce que l'art n'avoit pu faire, & cette ressource auroit très-certainement manqué, si la maladie eût été traitée sur l'apparence des symptômes & de la constitution du malade, qui sembloit exiger la saignée, qui ne pouvoit être que mortelle. Grande leçon pour les jeunes médecins, & pour le grand nombre de ceux qui, sans égard à l'état particulier des malades, réglent le traitement sur l'apparence des forces, du tempérament & des symptômes.

VIIe. OBSERVATION.

Le fils d'un cordonnier fort aisé, qui s'étoit engagé de très-bonne heure par libertinage, & qui avoit déja éprouvé plusieurs accidens, par des excès en tout genre de débauche, s'étant mal comporté dans la troupe, fut condamné à trois mois de prison. Cette punition, bien loin de le corriger, ne fit que le rendre plus vicieux. Ne pouvant pas faire pire dans sa retraite, il s'abandonna à ses turpitudes à un tel excès, qu'il tomba dans un affaisfement & dans une maigreur extrême , qui exigerent qu'on abrégeât la punition , pour le faire paffer à l'hôpital. Il y refta deux mois ; &, malgré tous les foins , fon état empira de jour en jour , au point qu'on le regardoit comme devant périr dans le dernier degré de confomption ou de phthifie dorfale. Le pere, inftruit de la trifte fituation de fon fils , offrit pour fon congé de l'argent qui fut accepté. Il partit pour l'aller chercher. Rendu fur les lieux , s'il n'eût pas écouté le premier mouvement de la tendreffe paternelle , il feroit reparti avec la rançon de ce malheureux fils , qu'il ne peut entendre & dont il ne reconnut aucun trait. Il fe mit en route , le cœur navré , dans le doute s'il l'ameneroit à deux lieues. Il arriva cependant avec un fpectre , qui ne différoit d'un cadavre que par le foufle & une voix fi éteinte , qu'on ne pouvoit diftinguer quelque parole que de loin en loin , en prêtant la plus grande attention. C'eft dans cet état que je vis ce malheureux à fon arrivée. Perfuadé qu'il n'avoit que peu d'heures à vivre , mes fonctions fe bornerent à indiquer les précautions avec lefquelles on devoit le fuftenter ,

tant qu'il refpireroit ; mais foit que l'infection de la prifon & de l'hôpital eût eu autant
ou plus de part à fon épuifement que fes débauches, foit que la force de la jeuneffe &
du tempérament l'emportât fur toutes les caufes de deftruction, au lieu de s'éteindre, il
fe révivifia peu-à-peu, à force de foins,
d'attentions & de propreté. Bien plus, il fe
ranima peu-à-peu, fans avoir ajouté au régime le plus fimple, mais le mieux choifi,
d'autres remedes que des bouillons béchi-
ques, la décoction blanche de fydenham
& les frictions feches, fi bien qu'il fut en
état de fe lever & de fe promener dans
la chambre en moins de trois mois. Il par-
vint enfin à reprendre des forces & un certain degré d'embonpoint par le feul ufage du
lait & l'air de la campagne, qui fit efpérer
qu'il fe rétabliroit parfaitement ; mais lorfqu'il fe crut en fûreté, il s'apperçut d'une
perte de l'humeur la plus effentielle, qui devint prefque habituelle ; & d'une foibleffe des
organes, qui, s'accordant mal avec les defirs
qu'il avoit encore, le jeterent dans une mélancholie qui arrêta les progrès de fa conva-

lefcence. On lui confeilla le mariage comme
un remede sûr dans cet état ; &, quoique je
ne fuffe pas de cet avis, on le fuivit. Le choix
étoit agréable ; mais le chagrin de ne pas trouver, pour un devoir flatteur & légitime, des
forces qui n'avoient été que trop grandes pour
le crime, ajouta à fa mélancholie, qui dé-
truifit bientôt toutes les facultés phyfiques &
morales. L'efprit s'affoiblit, le corps s'épuifa,
& le malade mourut, fept à huit mois après,
imbécille & deffèché.

REMARQUES.

Que de réflexions cette obfervation préfente ! il faudroit un volume pour les expofer
avec quelque ordre. Un cadavre qui fe ranime
fous les coups redoublés de toutes les caufes
réunies & les plus puiffantes de deftruction, l'é-
puifement & l'infection ! N'eft-ce pas là un
miracle de la nature ? Et comment ce phéno-
mene s'opere-t-il ? A l'aide des chofes les
plus fimples & les plus naturelles, que cependant
pendant on appelle, depuis des fiecles, non
naturelles, l'air, les alimens, &c. Cela n'a-

joute-t-il pas au prodige ? *In extremis ex-trema citò & femel tentanda remedia.* Oui, ce précepte de *Celse* , grand maître & bon juge, eſt excellent dans les maladies aigues, où il faut écarter, ſans délai, une cauſe qui attaque le principe de la vie ; mais que vau-droit-il dans les chroniques de ce genre? Je le demande. Que pourroient ici les ſecours de l'art les plus recherchés , ces élixirs , ces eſſences tant vantées ? Lorſque le flambeau s'éteint, & qu'il ne reſte plus qu'une étincelle, au lieu de ſoufler , fourniſſez avec précaution l'aliment du feu ; c'eſt le ſeul moyen de ra-nimer la lumiere. Le fait que je viens de rap-porter eſt une preuve trop palpable de cette vérité , pour que je doive m'y arrêter da-vantage.

Tout le monde ſait que les rechûtes ſont plus à craindre que les maladies. Pourroit-on n'en pas redouter les ſuites ? Exigerez-vous d'un homme, qui étouffoit il n'y a qu'un inſtant, qu'il fourniſſe à une courſe violente, qui demande la plus grande énergie & tout le développement des poumons ? C'eſt cepen-dant ce qu'on a fait ici. Cet homme eſt, pour

ainfi dire, arraché du tombeau : il a les deux
caufes les plus manifeftes de l'impuiffance,
fa convalefcence eft à peine ébauchée, la nature a été anéantie ; & , lorfqu'elle femble re-
naître, on lui confeille le mariage. Qui eft-
ce qui donne ce confeil ? Des amis fouflés
& étayés du fuffrage de gens qui fe difent
miniftres de la nature. Il eft à préfumer qu'on
la connoît peu, lorfqu'on la fert fi mal.

VIIIe. Observation.

Le fils d'un homme ; qui avoit paffé fa
jeuneffe dans les excès de tout genre, & qui
étoit devenu perclus de la goutte à 36 ans,
annonça de bonne heure qu'il feroit le digne
émule de fon pere. Quoiqu'on l'obfervât de
fort près, au moment de la puberté, il abufa
tellement de fon tempérament fort & vigoureux, qu'il paffa deux ans entre la vie & la
mort. Il fe rétablit cependant ; mais il eut, à
19 ans, un premier accès de goutte qui le
retint dans fon lit pendant plus de deux mois.
Cet accès fut borné aux pieds ; il en a eu dans
la fuite, conftamment tous les ans, deux

accès aux pieds & aux mains jufqu'à 25 ans.
Après cette époque, les accès font devenus
très-fréquens, & ont produit, à prefque toutes
les articulations des pieds & des mains, des
Nodus, qui l'ont rendu difforme & forcé à
paffer les trois quarts de fa vie dans fon lit,
dans un fauteuil à roulettes, ou dans une
chaife à porteur. C'eft dans cet état que je
l'ai vu à 32 ans, avec plufieurs gerçures aux
talons & aux articulations des deux pouces,
d'où fuintoit une efpece de craie très-abondante.

REMARQUES.

Tous les excès difpofent finguliérement aux
maladies héréditaires, fur-tout ceux qui font
dégénérer les humeurs & qui les appauvriffent. Or, il n'y en a point qui les appauvriffent autant que les débauches de la jeuneffe.
Les conféquences que M. Tiffot en tire font
auffi terribles que frappantes. « Ceux fur-
» tout, dit-il, qui ont à craindre l'hérédité
» de quelques maladies paternelles ou ma-
» ternelles, qui font menacés de la goutte,
» du calcul, de l'étifie, des écrouelles ; qui

» ont eu quelques atteintes de toux, d'af-
» thme, de crachement de fang, de mi-
» graines, d'épilepfie ; qui ont du penchant
» à cette efpece de noueure, dont j'ai parlé
» plus haut ; tous ces infortunés, dis – je,
» doivent être perfuadés, que chaque acte
» de ces débauches porte une forte atteinte
» à leur conftitution, hâte à coup sûr l'appa-
» rition des maux qu'ils craignent, en ren-
» dra les accès infiniment plus fâcheux, &
» les jetera, à la fleur de leur âge, dans toutes
» les infirmités de la vieilleffe la plus lan-
» guiffante. »

Une fuite néceffaire de cet état de foibleffe
& de cette vieilleffe anticipée eft d'éteindre
la race préfente, d'abâtardir les races futu-
res, & de propager les infirmités avec les
vices. Les turpitudes & les mauvaifes habitudes de la jeuneffe influent non–feulement fur
toutes les maladies, de telle efpece qu'elles
foient, & aggravent celles qu'on a reçu par
héritage, pour les tranfmettre de génération
en génération ; mais encore elles attaquent le
principe vital, qui eft le lien de l'union intime de l'ame avec le corps. Dans la violence

que la nature éprouve néceſſairement , lorſqu'elle eſt habituellement ſollicitée par les
preſtiges de l'imagination , qui agit dans le
ſommeil comme dans l'action & dans le repos , les humeurs s'appauvriſſent d'abord ,
s'alterent enſuite , & ſe corrompent ſucceſſivement. Les ſolides , peu ou mal nourris ,
& abreuvés par des humeurs perverties , &
ſouvent dégénérées , ſechent, ſe décompo-
ſent, & ſe détruiſent enfin , rongées par des
ulceres fétides & ſanieux.

A quelque degré qu'on ſuppoſe l'effet de
ces manœuvres horribles & déteſtables , lorſqu'elles ſont invétérées, le phyſique & le moral en ſont ſi eſſentiellement affectés, que ,
malgré tous les avantages de la jeuneſſe , les
ſecours de l'art deviennent bientôt impuiſ-
ſans. Les fonctions ſont tellement dérangées ,
les facultés tellement abolies , que , tandis
qu'on s'occupe d'un accident , il en ſurvient
d'autres plus graves , qu'on ne peut attaquer
que par des moyens douteux , dont l'effet
toujours ſûr eſt d'épuiſer le corps & d'abattre
l'ame. A meſure qu'on prend de nouvelles
précautions, on voit pulluler une iliade de

maux , dont le monftrueux affemblage ne
cede, quelquefois que par hafard, aux efforts
de la nature , pour laiffer voir un fpectre hideux , avec une ame avilie , dégradée & abru-
tie, au point qu'elle n'eft pas plus en état de
former des defirs honnêtes , que le corps de
remplir des devoirs légitimes. Que peut – il
fortir de fources auffi impures ? Des hommes
à peine ébauchés , des avortons informes.
Voilà la marche & les fuites ordinaires des
erreurs de la jeuneffe , fruit inévitable de la
licence & de la corruption des mœurs. La
contagion eft devenue fi générale, qu'il femble que le monde ne foit plus habité que par
des malades, des convalefcens , ou des hommes manqués , qui fe multiplient encore en
recrutant fans ceffe cette multitude de cé-
libataires qui portent par-tout le germe de
la corruption , avec celui du vice , du crime ,
de la honte & du déshonneur.

En voilà affez , je crois , pour faire voir
les ravages que les défordres de la jeuneffe
font fur les hommes. Paffons à ceux qu'ils
produifent fur les perfonnes du fexe.

DES

SUITES FACHEUSES,

OCCASIONNÉES

PAR LES MAUVAISES HABITUDES

ET LES DÉSORDRES DE LA JEUNESSE,

CHEZ LES PERSONNES DU SEXE EN PARTICULIER.

CEUX qui prétendent que la femme ne differe de l'homme que par les organes qui diftinguent les fexes, font dans une grande erreur. La femme eft femme par-tout, au bout du doigt comme dans tout le refte du corps. Elle differe effentiellement de l'homme dans fa conftitution, c'eft-à-dire, que toutes fes parties folides font d'un tiffu, & toutes fes humeurs d'une confiftance différente. Elle eft, pour ainfi dire, pétrie d'un limon plus fin, & fes humeurs foumifes à des vaiffeaux plus déliés, & paffées par des filieres plus petites,

font plus divifées, plus fines, plus fubtiles.
Je fuis très-perfuadé, quoique cela foit bien
loin d'être démontré, que les premieres molécules, les premiers rudimens dont elle eft
compofée, font très-différens. Cette opinion
ne m'eft pas particuliere, beaucoup de médecins femblent l'avoir adoptée ; mais elle n'a pas
encore été franchement avouée. Elle a cependant été mife dans un très-beau jour par
M. Rouffel, dans fon excellent ouvrage qui
a pour titre : *Syftême phyfique & moral de la
femme*, où il dit, page 18.

« Il eft vraifemblable que les élémens des
» parties qui conftituent le corps de la femme
» ont une organifation particuliere, de la-
» quelle dépendent l'élégance des formes,
» la légéreté des mouvemens, & la vivacité
» des fenfations qui caraétérifent fon fexe.
» Outre cette organifation particuliere des
» parties conftitutives de la femme, il eft
» naturel de penfer que le tiffu cellulaire qui
» les embraffe toutes, & qui eft en plus
» grande quantité chez elles que dans l'homme,
» en abreuvant continuellement ces parties

» de l'humeur qui flotte en tout fens dans
» fes cellules, doit auffi modifier leur ftruc-
» ture & leur fenfibilité ; mais c'eft lui fur-
» tout qui donne aux membres de la femme
» ces furfaces uniformes & polies, cette ron-
» deur & ces contours gracieux, que ceux
» de l'homme ne peuvent & ne doivent point
» avoir. Des maffes de ce tiffu diverfement
» diftribuées rempliffent les cavités & les
» enfoncemens qui choqueroient la vue,
» ôtent aux articulations ce qu'elles ont de
» raboteux & d'inégal, adouciffent le paffage
» d'un organe à un autre , & vont former
» le relief qu'on remarque dans certaines
» parties , telles , par exemple, que la partie
» antérieure de la poitrine. On diroit que dans
» la femme la nature a tout fait pour les
» graces & pour les agrémens , fi on ne fa-
» voit pas qu'elle a un objet plus effentiel &
» plus noble , qui eft la fanté de l'individu
» & la confervation de l'efpece. C'eft ainfi
» que dans toutes fes opérations la beauté
» naît d'un ordre qui tend au bien , & qu'en
» ne voulant faire que ce qui eft utile, elle

» fait néceſſairement en même tems tout
» ce qui plaît. »

Ces avantages ſont compenſés par des
déſavantages qui tiennent également à la conſtitution. Mon opinion à cet égard ſe trouve
encore confirmée par le témoignage du même
auteur, qui rend mon idée de la maniere la
plus claire à la page 47 du même ouvrage,
où il dit : « La foibleſſe & la ſenſibilité qui
» en eſt la ſuite, ſont dans les qualités do-
» minantes & diſtinctives des femmes. Elles
» ſe retrouvent par-tout chez elles ; elles ſont
» non-ſeulement la ſource de certaines affec-
» tions morbifiques qui leur ſont plus par-
» ticulieres qu'aux hommes ; mais elles don-
» nent à celles qui leur ſont communes avec
» eux, un certain aſpect qui les différencie.
» Quant au moral, tout en elles prend la
» forme du ſentiment. C'eſt par cette regle
» qu'elles jugent toujours les choſes & les
» perſonnes. Leurs opinions tiennent peut-
» être moins aux opérations de l'eſprit, qu'à
» l'impreſſion qu'ont faite ſur elles ceux qui les
» leur ont ſuggérées ; & quand elles cedent,

» c'eſt moins aux traits victorieux du raiſon-
» nement, qu'à une nouvelle impreſſion qui
» vient détruire la premiere ».

C'eſt à cette facilité que les femmes ont
de paſſer d'une affection à l'autre, ou de s'y
fixer, ſelon qu'elles ſont émues & frappées
par l'objet qui leur donne la premiere impul-
ſion, que tient leur bonheur ou leur malheur.
Comme tout eſt extrême en elles, leurs paſſions ſont un torrent qui les entraîne & qui
les précipite dans l'abîme du mal, lorſque
leurs penchans ſont vicieux, ou qui les pouſſe
au-delà du but, lorſqu'elles tendent au bien.
Elles éviteroient rarement ces extrêmes, ſi
par une ſuite de leur conſtitution qui les rend
ſuſceptibles d'impreſſions peu durables, l'indifférence, l'inconſtance, ou le caprice ne
les faiſoit pas paſſer rapidement d'un objet
à un autre, juſqu'à ce qu'elles ſoient vivement
affectées ; & dans ce cas un excès ne ſe détruit
que par un autre. Ces excès dans les affections
morales doivent néceſſairement produire dans
le phyſique des déſordres abſolument différens de ceux que les mêmes affections pro-

duifent dans les hommes , comme on va le voir par les obfervations fuivantes.

Première Observation,

Sur les Suites d'une mauvaife habitude , corrigée par la réflexion , réveillée enfuite par une paffion légitime , & portée aux derniers excès par cette même paffion contrariée.

Une femme , actuellement âgée d'environ quarante-deux ans, accablée d'infirmités , & qui a éprouvé de très-grandes maladies , m'a raconté , en remontant à la fource de fes maux , que dès l'âge de neuf ans , elle avoit contracté l'habitude de s'amufer toute feule. Que , quoiqu'elle n'eût aucune idée, ni aucune intention particuliere , elle avoit été bientôt tellement dominée par cette habitude, qu'elle cherchoit à être feule pour fe fatisfaire. Que fe trouvant gênée par la préfence de fa mere , elle prétextoit fouvent d'avoir la colique pour fe coucher , afin d'être plus libre & plus à fon aife ; qu'elle en avoit im-

posé affez long – tems par cette rufe , mais
qu'enfin fa mere l'ayant obfervée de plus près,
& furprife fur le fait , elle s'étoit contentée de
lui dire qu'elle n'avoit qu'à continuer , qu'elle
feroit bientôt morte. Que cette fentence ,
jointe aux attentions de la mere , l'avoit
intimidée-fans la corriger entiérement ; mais
qu'ayant éprouvé , quelque tems après , une
maladie cruelle dont elle avoit failli périr ,
elle en étoit reftée fi frappée , qu'elle avoit
entiérement renoncé à cette habitude pendant
plus d'un an. Qu'enfuite elle y étoit revenue ,
mais avec plus de réferve, par la peur qu'elle
confervoit toujours de la menace de fa mere ;
& qu'enfin ayant eu , entre douze & treize ans,
la rougeole, dont elle avoit été très-mal , elle
s'étoit corrigée avec d'autant plus de réfolu·
tion, qu'étant devenue grande fille , pendant
la maladie , elle avoit été inftruite des fuites
que fa manœuvre pouvoit avoir. Qu'en conféquence de cette refolution , elle avoit non-
feulement changé de conduite, mais qu'elle
s'étoit livrée avec ardeur à tout ce qui pouvoit en éloigner l'idée & lui en faire perdre

le

le souvenir. Que bientôt après son caractere
& son humeur avoient changé à son avantage ; que de foible, maigre & fluette qu'elle
étoit, elle avoit acquis successivement des
forces, de l'embonpoint, des graces, & qu'à
une migraine près qui la tourmentoit de tems
en tems, elle avoit joui de la meilleure santé
jusqu'à dix-huit ans. Qu'à cette époque ayant
été demandée en mariage par un jeune homme
qui lui plaisoit fort, mais qui n'avoit pas eu le
suffrage de sa famille, elle étoit tombée dans
une mélancholie affreuse, qui l'avoit ramenée
à son ancienne habitude, à laquelle elle s'étoit
livrée avec tant de fureur, qu'en moins d'un
an, elle étoit devenue d'une maigreur extrême ;
qu'elle n'auroit pas tardé d'y succomber, si
par une résolution bien différente de la premiere, elle ne s'étoit pas modérée pour se
réparer, dans le dessein de se marier, n'importe comment, pour avoir sa liberté. Que
ce vœu ayant été accompli de ce côté, sans
trouver d'autre agrément dans le lien qu'elle
avoit contracté, elle s'étoit abandonnée au
penchant d'un cœur mal satisfait, qui lui avoit
fait éprouver toutes sortes de malheurs.

Z

REMARQUES.

Prétendre que la maladie, que cette jeune personne éprouva au commencement de sa mauvaise habitude, n'avoit pas d'autre cause, & qu'ensuite cette même cause rendit la rougeole très-dangereuse, ce seroit trop charger le tableau. Mais en supposant que l'une & l'autre maladie eût été très-grave par toute autre cause, il est très-certain que celle-ci dut y influer beaucoup ; ce qu'il y a de plus certain encore, c'est qu'elle a dû être la source de tous les travers de l'esprit & de tous les désordres de la santé de cette personne. Je ne ferai pas d'autre réflexion à ce sujet. En suivant la trace de cette funeste habitude, il est facile d'en pressentir beaucoup d'autres, dont le détail seroit aussi affligeant qu'humiliant.

IIᵉ. OBSERVATION.

Sur une mauvaise Habitude, suivie de pâles Couleurs, d'une Jauniße rebelle & d'une Perte blanche habituelle.

Une jeune demoiselle, si formée & d'un

tempérament si fort, qu'elle avoit paru nubile à 11 ans, avoit conservé des liaisons secretes avec une jeune servante, qui s'étoit fait chasser de la maison, pour ses mauvaises mœurs, dont on vit bientôt des traces, qu'on étoit bien loin de soupçonner, & qu'on ne soupçonna enfin que trop tard. La jeune personne, qui étoit vive, fort gaie & sémillante, devint peu – à – peu soucieuse, triste & inquiete. On crut que c'étoit l'effet de quelque amourette. On la mit au couvent. Son humeur n'en devint que plus sombre, & sa forte santé s'altéra sensiblement. Son embonpoint fit place à la maigreur, & son teint de lys & de roses à la pâleur. Les inquiétudes de la famille la rappellerent à la maison. On voyoit bien que son moral étoit affecté ; mais on ne chercha pas à en approfondir la cause, parce qu'on la regardoit comme une suite des pâles couleurs, qui étoient évidentes, & qui sont toujours accompagnées de quelque degré de tristesse & de mélancholie. On s'occupa cependant, mais inutilement, du soin de la dissiper : le mal fit des progrès. Il fallut en venir aux remedes, & on en fit beaucoup.

Les pâles couleurs, bien loin de diminuer, prirent de l'intensité, & paſſerent par différentes nuances à un *ictere* qui devenoit tous les jours plus grave, à meſure qu'on employoit des moyens plus puiſſans pour le vaincre. Le dérangement de toutes les fonctions fut porté au point que, craignant elle — même pour ſa vie, elle confirma, à une de ſes amies plus âgée qu'elle, de légers ſoupçons que celle-ci avoit ſur la ſervante, pour diſſiper d'autres ſoupçons plus injurieux. A force de ſoins, ſecondés par les conſeils & par la prudence de cette bonne amie, on vint à bout de la rétablir à la longue, juſqu'à un certain degré; mais elle n'a jamais repris ſes forces, ſa fraîcheur, ni ſa bonne humeur; & ſes ſecours périodiques, après avoir été long-tems irréguliers, ont été ſuivis de pertes blanches, qui ont réſiſté à toute ſorte de remedes & qui ſont devenues habituelles.

REMARQUES.

Je ne m'arrêterai pas à répéter ce que tant d'auteurs ont dit du danger qu'il y a de laiſſer auprès des jeunes gens des perfonnes dont les mœurs font fufpectes. Tout le monde en connoît les conféquences. C'eſt ici le lieu de remarquer plus particuliérement, comme je l'ai tant de fois avancé jufqu'ici dans cet ouvrage, que des organes fans ceſſe follicités, foit par une imagination défordonnée, foit par des manœuvres honteufes, doivent s'altérer & porter néceſſairement le défordre dans toutes les fonctions. L'ame, inquiete & peu fatisfaite, s'abandonne à la trifteſſe. La mélancholie en eſt la fuite naturelle; & le premier effet de cette affection eſt de ralentir la circulation & de diminuer la tranfpiration. Cette humeur retenue porte eſſentiellement fur les digeſtions. Le mauvais chyle qui en réfulte, déprave peu-à-peu les humeurs; & celles-ci forment fucceſſivement dans les vifceres des embarras, qui, bien loin de céder aux remedes, tant que la caufe morale fubfifte, font des progrès rapides qui ne fe terminent que par un changement total de conſtitution, ou par la diſſolution de la machine. Cette obfervation en eſt une preuve frappante, puifque tout annonçoit dans le sujet la meilleure santé & le tempérament le plus fort.

IIIe. OBSERVATION.

Sur les Égaremens de deux jeunes Personnes, dont l'une mourut, & l'autre devint folle.

Une très-jolie demoiselle, qui avoit été très-sage jusqu'à 20 ans, devint la confidente d'une de ses amies, qui avoit été mariée à un homme d'un âge fort disproportionné, & la servit avec zele dans toutes les intrigues qu'elle put imaginer pour se venger du sort. La jeune femme, pour mieux s'assurer de la discrétion & de la persévérance de sa bonne amie, chercha d'abord à lui échauffer l'imagination ; ce qui ne fut pas difficile. Bientôt après, pour n'avoir pas à se reprocher de la laisser simple spectatrice dans une scene où elle jouoit un si beau rôle, elle crut devoir l'engager à partager ses plaisirs. La jeune fille, qui n'avoit pas les mêmes moyens pour parer ou pour pallier les suites qui pouvoient en résulter, & qu'elle craignoit singuliérement, prit un autre parti, qui, sans être plus sage, étoit aussi dangereux pour elle. Elle se permit tout ce qui pouvoit être sans scandale aux yeux du public. Tout alla au mieux pendant quelque tems. La jeune femme, enhardie par ses succès, fit d'autres liaisons qui ne la servirent pas si bien, ni si secrétement. Son inconduite ayant fait éclat, on l'enferma dans un couvent. La jeune fille, frappée de cet événement comme d'un coup de foudre, tomba dans une profonde mélancholie, par la crainte qu'elle avoit d'être compromise. Rassurée par les détails de cette aventure qui perçoient dans le public, sans qu'elle y eût la moindre part, elle reprit ses sens ; mais sa conscience alarmée par un reste de sentimens, qu'elle devoit à son éducation, lui reprochant ses désordres & ses lâches complaisances, qui devenoient la cause de la perte de son amie, elle ne sortit de sa mélancholie, que pour passer par intervalles à un délire affreux, où, se regardant comme indigne de vivre, elle vouloit se noyer, s'étrangler, se poignarder, &c. La famille, justement & doublement

alarmée , en ce qu'on n'ofoit pas confulter
fur les lieux fur le délire, dont il falloit dévoiler la caufe, prit le parti de.confulter au
loin. On m'écrivit fous des noms empruntés
de 40 lieues , pour m'inviter de me rendre
dans un lieu défigné à 10 lieues de chez moi,
au jour & à l'heure convenus. Je m'y rendis,
& je fus témoin du fpectacle le plus fingulier
& le plus frappant qu'il foit poffible de voir.
Je trouvai trois perfonnes charmantes, qui
me parurent dans la plus grande aifance, du
meilleur ton & de la meilleure fanté. La plus
aimable me dit que c'étoit elle qui étoit la
malade , & qu'elle l'étoit fi fort que , quoique pénétrée d'avance de la plus vive re-
connoiffance, pour la démarche que je faifois,
pour la tirer de l'état affreux où elle étoit,
elle me prioit de me tenir à une certaine dif-
tance, parce que, perdant la tête, & devenant furieufe quand elle penfoit à fes malheurs,
elle n'étoit pas fûre qu'elle ne fe jeteroit pas
fur moi, pour me mordre, lorfque je faurois
fon fecret ; que c'étoit-là la caufe de fes fureurs ; qu'elle n'avoit envie de fe détruire que
parce qu'elle ne pouvoit pas l'ignorer elle-

même. Je la calmai, en lui difant que je n'avois pas befoin de fon fecret, que j'en favois déja affez pour la foulager. Je réuffis en effet à la contenir pendant cinq ans que j'en ai eu foin, fans que rien tranfpirât dans le public. Tout fut réduit dans peu à des fcrupules d'une confcience timorée & de l'honneur alarmé. Les circonftances m'ayant éloigné de beaucoup de la malade, je la perdis abfolument de vue. J'ai appris depuis que fon amie étant morte, fon état avoit tellement empiré, qu'elle avoit entiérement perdu la tête, & qu'on avoit été obligé de prendre un parti violent.

REMARQUES.

Pour avoir trop de réflexions à faire ici, je n'en ferai point du tout. Je laiffe aux parens à pefer bien mûrement celles qui fe préfentent naturellement en foule dans cette obfervation. Je les exhorte fur-tout à confidérer combien il leur importe de ne pas borner leur vigilance aux foins de la premiere enfance, pour les perfonnes du fexe. La femme eft naturellement trop foible avec des paffions trop fortes, pour qu'elle puisse y résister sans appui, tant qu'elles sont dans leur violence, si elle n'écarte pas les occasions qui peuvent les animer. Cet effort n'est-il pas au-dessus de ses forces ?

IVe. OBSERVATION.

Sur des Habitudes suivies d'un Dégoût ab-solu des plaisirs légitimes du Mariage.

La fille d'un bon bourgeois, fort bien élevée, naturellement réfléchie, & qui aimoit beau-coup la lecture, sur-tout des contes, des voya-geurs & des romans, s'étoit insensiblement accoutumée, vers l'âge de quinze ans, à s'é-loigner de la société, pour se livrer à son penchant. Elle passoit souvent les matinées entieres dans sa chambre sans paroître. Bien-tôt elle en fit autant l'après-dîné, & on s'apperçut, dans la suite qu'elle répugnoit d'aller à la promenade, & de faire des visites du voisinage, sans être munie d'un livre, dont elle s'occupoit, en se retirant dans un coin, & quelquefois en lisant, pour amuser la

compagnie. Sa mere qui lui faifoit, de tems
en tems, des reproches d'amitié fur l'excès
de ce goût, qu'on interprêtoit mal dans le
public, cédoit néanmoins aux repréfentations,
tant qu'elle eut connoiffance des livres ; mais
on ne lui montroit pas tout ; on fe méfioit
même d'une fœur cadette qui étoit d'une
gaîté folle & d'un goût bien différent, folâ-
trant, riant & chantant fans ceffe. Il y eut de
petites difcuffions dans le ménage qui ren-
dirent la mere plus attentive ; elle fit des recherches, & trouva des livres, qui fans être
indécens, étoient un peu trop gais ; elle en
fit la réforme, & elle établit, dans l'emploi
du tems, un autre ordre qui excluoit la lecture
des occupations d'une grande partie de la
journée. On trouva le fecret de s'indemnifer
la nuit, moyennant des careffes que l'aînée
faifoit à la cadette, fur laquelle la mere comp-
toit. Ce manége duroit depuis affez long-
tems, lorfque la mere voyant que fa fille aînée
maigriffoit, foupçonna qu'elle étoit trompée ;
elle en fut bientôt affurée. Ses reproches furent
plus vifs, & quoique très-fondés, ils furent
mal accueillis. Il fallut ufer de févérité & de

précautions. La maigreur augmenta avec la
mauvaise humeur qui conduisit bientôt à une
langueur inquiétante. La mere prudente &
sage, quitta le ton de la rancune, & prit celui
de la tendresse, pour sonder le cœur de sa
fille. Elle lui parla de mariage, la fille lui
répondit, sans hésiter, qu'elle se seroit mariée
volontiers trois ou quatre ans auparavant ;
mais qu'elle n'en avoit plus envie ; la mere lui
répliqua qu'elle n'étoit pas assez riche pour
consulter ses envies, qu'il falloit consulter la
raison ; qu'une fille de dix-neuf ans devoit
en avoir, ou qu'elle n'en auroit jamais. La
fille céda enfin aux instances de la mere, en
témoignant plus de soumission que de goût.
On proposa un parti qui fut accepté avec le
ton d'indifférence & de réserve d'usage, qui,
prolongé & soutenu assez long-tems après la
cérémonie devint une énigme inquiétante pour
le mari, jusqu'à ce qu'il apprit de son épouse
que l'habitude de se passer d'une chose ardem-
ment desirée, la rendoit insipide, lorsqu'on
avoit d'autres moyens de calmer ses desirs.
On s'expliqua sur cet article. La belle con-
vint de son erreur, & ajouta que comme le

-preſtige & l'illuſion devoient céder à la réalité, elle eſpéroit que ſon goût changeroit. Le mari ſatisfait de ſes diſpoſitions, hâta le ſuccès par ſa douceur, ſes prévenances & ſes bons procédés; & les ſignes qu'on eut bientôt après du fruit de l'union, en ramenant la ſanté & la bonne humeur de la nouvelle mariée, mirent la paix & la joie dans le ménage.

REMARQUES.

N'ayant rien à ajouter à ce qu'on a déja dit tant de fois du danger des romans (1), mon but principal doit être de faire ſentir qu'une paſ-

---

(1) Un des effets les plus nuiſibles de la lecture des romans, c'eſt de nous faire perdre de vue la véritable meſure avec laquelle nous devons les juger, en ne nous offrant que des modeles de conſtance & de fermeté. Cette ſorte de livres nous familiariſe trop avec l'idée d'une perfection peu compatible avec la foibleſſe humaine, de ſorte que chacun, s'attendant à voir cette idée ſe réaliſer en ſa faveur, ſe regarde comme l'objet d'un malheur particulier, lorſqu'il vient à être détrompé. Si on jugeoit mieux de l'état naturel des choſes , une ſage indifférence prendroit peut-être la place du dépit & de la fureur, parce qu'on s'indigne rarement contre un mal commun & néceſſaire.

fion, quelle qu'elle foit, pouffée trop loin, doit néceffairement nuire à la fanté; or, il n'y en a point de plus nuifible que celle de la lecture habituelle. Elle captive l'ame, elle abforbe toutes fes facultés, elle tient toutes les parties dans l'inaction & empêche par conféquent le libre cours, & la diftribution réguliere des efprits animaux; il n'en faut pas davantage pour déranger toutes les fonctions, pour conduire à la maigreur, à la langueur & à l'apathie; en fuppofant même que le cœur n'y prît aucun intérêt, ce qui n'eft pas à préfumer ici. Les jeunes perfonnes du fexe ne font pas affez conftantes, pour s'acharner à une occupation auffi férieufe, fans quelque motif particulier qu'il feroit inutile d'approfondir.

Vᵉ. OBSERVATION.

Sur les Effets d'un Temperament fougueux, fuivis de beaucoup d'accidens terminés par la Pulmonie.

Une jeune demoifelle fujette, dès l'enfance, (à fept ou huit ans) à des accès de colere, dont j'ai été témoin , si violens , qu'elle en devenoit quelquefois pourpre, qu'elle se pâmoit, & qu'elle étoit sur le point de suffoquer, parvenue à l'âge de puberté , annonça autant de violence dans les passions de cet âge. Malgré toutes les précautions qu'on put prendre, on ne tarda pas à s'appercevoir qu'elle connoissoit tous les moyens de les nourrir , de les exciter & de les dissimuler. Ce dernier moyen, qui influoit aussi sur sa colere, dont on ne s'appercevoit presque plus , & du calme de laquelle on faisoit honneur à la raison ; en imposa si bien , qu'on ne s'apperçut des désordres de son moral, que par le mauvais état de son physique. Elle eut des pertes affreuses qui l'exténuerent ; elles furent suivies de crachemens de sang qui se renouvellerent souvent , & qui la conduisirent enfin insensiblement à la pulmonie , dans laquelle elle mourut à dix-huit ans, complettement desséchée.

REMARQUES.

Il faut consulter sur cette observation ce que nous avons dit du tempérament bilieux &

de l'atrabilaire. On verra d'un coup-d'œil tous les défordres dont ils font fufceptibles, lorfqu'ils ne font pas bien dirigés ; & cet apperçu fuppléera abondamment à la multitude de réflexions que nous expoferions ici, fi elles n'étoient pas palpables.

VIe OBSERVATION.

Sur de mauvaifes Habitudes, fuivies d'une Fievre intermittente rebelle, terminée par une Hydropifie anafarque.

Une demoifelle, âgée d'environ quinze ans, très-bien conftituée & très-bien portante, fut mife au couvent au commencement de l'année ; elle eut quelques accès de fievre vers le commencement de feptembre fuivant avec infomnie de goût & perte d'appétit. La fievre difparut, moyennant deux petits purgatifs ; mais l'infomnie & le dégoût fubfifterent, & la fievre ne tarda pas à reparoître. On la traita alors avec plus de fuite, mais inutilement, elle devint alternativement double tierce, & enfuite quarte. Plus on y faifoit

de

de remedes, plus les accès étoient violens. Il
y avoit cinq mois qu'on la traitoit, lorfqu'on prit le parti de la faire revenir dans la
maifon paternelle. Le médecin de la famille,
après lui avoir donné tous fes foins, fans
fuccès, pendant trois mois, demanda confeil. Je fus appellé, & après m'être affuré que
le traitement avoit été prudent, & qu'il n'y
avoit eu que de la diminution, fans autre
dérangement du côté des fecours périodiques,
je foupçonnai quelque caufe fecrette. Nous
prîmes des mefures convenables, pour que le
pere & la mere ne puffent pas pénétrer nos foupçons; & la jeune perfonne, flatée de l'intérêt
que nous prenions à fon état, dont elle étoit
fort allarmée, nous avoua qu'on lui avoit
prêté des livres, & qu'on lui avoit appris des
maximes dont elle n'avoit pu fe défendre,
quoiqu'elle en fentît bien l'indécence & le
danger. Nous nous bornâmes alors à ajouter
à notre morale, qui n'étoit pas auftere, l'ordre
d'un excellent régime & l'ufage des eaux de
Seltz, en place d'eau commune. La fievre
difparut fous un mois, mais, bientôt après,
il furvint une bouffiffure générale qui dégé-

néra en anafarque. L'état d'épuifement dans
lequel la malade avoit été réduite par la
longueur de la fievre & par la caufe qui l'avoit
fomentée, ne nous permettant pas d'employer
des remedes actifs, nous fûmes très-long-
tems à guérir cette anafarque ; mais enfin
nous en vînmes à bout, par un ufage foutenu
des toniques, des fortifians & des exercices
variés, fecondés par des friétions feches &
des fumigations de vinaigre.

REMARQUES.

Cette obfervation fait voir, comme je l'ai
avancé, combien il eft dangereux de s'a-
heurter à faire des remedes aux jeunes gens,
fans connoître l'état de leur moral par rapport au phyfique. Quand l'un influe fur
l'autre, les remedes ne peuvent que miner
les foroes, en rendant les caufes phyfiques
rebelles. La fievre tenoit ici à un agacement
du genre nerveux, à un appauvriffement ou
à l'acrimonie des humeurs agitées & incendiées par une imagination exaltée. La diete,
les purgatifs réitérés & les fondans ajouterent

donc à la caufe du mal. L'opiniâtreté de la
fievre en eft une preuve, & la difficulté de
guérir l'anafarque, qui, très-certainement
feroit devenue mortelle, fi nous avions fuivi
la même route, la confirme.

VIIe. OBSERVATION.

Sur des Extravagances qu'on attribuoit au
Sortilége, & qui n'étoient que l'effet d'une
paffion effrénée.

En 1779, les circonftances de la guerre
me firent paffer dans une de nos principales
villes maritimes. A peine y fus-je arrivé,
qu'en qualité de médecin on crut devoir m'entretenir de l'état fingulier d'une fille qu'on
regardoit comme enforcelée. On fent d'a-
vance qu'une hiftoire, qui comporte du merveilleux, ne peut pas être courte; mais le détail de beaucoup de circonftances ne pouvant
être ici que très-déplacé, il fuffit d'en rapporter la fubftance. Il en réfulte que cette
fille avoit éprouvé beaucoup de maladies extraordinaires, que les médecins, comme on

doit bien s'en douter, n'avoient pas connu, & que par conféquent ils n'avoient pas guéri; qu'après une de ces maladies, plus extraordinaires que toutes les autres, on avoit enfin reconnu que cette fille engendroit des pierres; que c'étoit un fait avéré & certifié par des gens dignes de foi, &c. Malgré mon incrédulité, je dus avoir l'air d'être affez perfuadé, pour ne pas me refufer de vérifier un fait auffi extraordinaire, accompagné de circonftances plus extraordinaires encore. Je me laiffai donc entraîner chez cette fille, avec la réfolution de mettre le fait en évidence. Arrivé fur les lieux, je vis une grande femelle, qui me parut avoir plus de vingt-cinq ans; fort trifte, fort dolente & fort humiliée, de fe laiffer voir à un homme qu'elle ne connoiffoit pas. Je lui demandai au préalable de me retracer en abrégé l'hiftoire de fes maux, dans l'ordre où ils s'étoient fuccédés. Elle me la fit à-peu-près comme on me l'avoit contée. Je l'écoutai fort attentivement, & je m'apperçus bientôt, par les difparates de la narration, qu'il n'y avoit dans tout cela, comme je l'avois foupçonné, que de la fupercherie. Sans lui faire part de mon deſſein, je lui dis que, ſur ſon expoſé, je la guérirois. Je la quittai, en lui promettant de revenir la voir ſous peu de jours ; & je lui tins parole.

Comme cette hiſtoire faiſoit beaucoup de bruit dans la ville, j'en parlai à quelques perſonnes prudentes, qui chercherent à en intéreſſer d'autres, pour mettre fin à toutes les abſurdités qui ſe débitoient à ce ſujet. L'évêque du lieu, auſſi diſtingué par ſes bonnes œuvres que par ſa piété, ſe chargea de tous les frais. Il n'étoit plus queſtion que de la mettre en lieu de ſûreté. On avoit choiſi pour cela un petit appartement dans la cour extérieure d'un couvent. Les religieuſes, inſtruites que c'étoit pour traiter cette fille, dont elles n'ignoroient pas l'hiſtoire, regarderent comme une profanation qu'on voulût faire ſervir leur maiſon à des choſes qui touchoient de ſi près à la pudeur, qui étoit déja alarmée de ce qu'on en avoit ſeulement eu l'idée. Il fallut chercher un autre endroit, & on ne trouva que d'autres inconvéniens. Pour trancher toutes les difficultés, j'envoyai chercher le chirurgien qui avoit déja ſervi la malade ; je fis ſonder

& je fondai moi-même le canal que je ne dois pas nommer ici. Je le trouvai bien exactement pavé de fept à huit fragmens de cailloux, qui furent extraits fous mes yeux, avec la quantité d'environ une cuiller de fable. J'emportai le tout, pour l'examiner à mon aife & le comparer, & je trouvai que le fable & les cailloux étoient parfaitement femblables à ceux qu'on trouve fur le rivage du bras de mer qui fépare la ville du fauxbourg.

Comme cette fille étoit fort féconde, que je fuivois avec foin les progreffions de la groffeffe, & que je diftinguois parfaitement les vraies douleurs des fauffes, je la faifois accoucher toujours fous mes yeux, tous les fept à huit jours. J'ai eu cette patience pendant deux mois, & je n'ai jamais vu d'autre différence dans les productions, que la forme des fragmens, qui, bien loin d'être taillés exprès, étoient très-irréguliers & fi tranchans, que je n'ai trouvé de merveilleux dans cette affaire, que l'adreffe du chirurgien à extraire ces fragmens, & celle de cette fille à les mettre dans cette partie fans léfion, fans déchirure, & fans qu'il y ait jamais paru une goutte de fang ; quoique le chirurgien fût obligé d'employer fouvent d'affez grands efforts, & de caufer des douleurs fi vives, que la patiente en pouffoit les hauts cris.

Voilà tout le merveilleux de la chofe, qui doit paroître en effet fi extraordinaire, que je n'aurois pas ofé la raconter, fi je n'avois pas eu plufieurs médecins pour témoins de l'opération, & fi le récit n'en pouvoit pas être certifié par toute une ville. Dans la crainte qu'on ne fe refufe encore à la croire fur ces témoignages, & qu'on ne la regarde comme impoffible, j'ai confervé un des fragmens, de médiocre grandeur, que je puis faire voir comme une preuve conftante d'un fait que j'aurois eu bien de la peine à croire moi-même, fi je n'avois vu & touché ; peut-être même la groffeur & la forme de ce fragment feroient-elles douter encore, fi on les voyoit.

Remarques.

Quand l'imagination des hommes fe dé-regle, elle eft capable de fi grands écarts, que tout devient croyable pour un philofophe qui fait, ou plutôt qui ne fait pas, quel peut être le terme de fes extravagances. Par la raifon du contraire, l'homme ordinaire, qui n'apprécie les chofes que felon la portée du fens commun, ne croit rien de ce qui va au-delà de fes bornes. Il faut pour le convaincre lui rappeller des faits, & les lui mettre fous les yeux; &, s'il eft fage, il s'en méfiera encore. Telle eft & telle doit être la marche de la raifon, pour ne pas être furpris. Mais, après cela, qu'on réfléchiffe fur la perverfité du cœur humain & fur les monftruofités, dont les paffions, quelles qu'elles foient, le rendent fufceptible, on ne croira rien d'impoffible. Quels effets l'ambition, quels effets la colere, quels effets la jaloufie, quels effets l'amour, quels effets la haine, &c, n'ont-elles pas produit dans le monde? Quels effets ne produiront-elles pas encore? Non, l'océan irrité, les élémens confpirés, la rage, la pefte, la famine & tous les fléaux réunis enfemble, ne feront jamais autant de mal fur la terre, qu'en ont fait, & qu'en feront encore nos malheureufes paffions. Et comment ne nous furprendroient-elles pas? C'eft toujours le merveilleux qui les accompagne. C'eft-là le grand art & le grand moyen d'intéreffer la fenfibilité, la religion, la charité, la compaffion, qui ne nous permettent pas de mal préfumer des autres, quand nous fommes portés au bien; & c'eft-là la preuve la plus certaine que le cœur de l'homme bien dirigé, eft toujours bon, & que l'homme fimple & honnête, qui ne fe tient pas fans ceffe fur fes gardes, doit être tôt ou tard la dupe & la victime du méchant. J'ai cru devoir me borner à des réflexions générales. Si j'euffe fuivi celles qui doivent naître naturellement de cette obfervation en particulier, j'aurois été obligé de les appuyer par des faits qui feroient horreur. C'eft à la prudence du lecteur à l'apprécier ce qu'elle vaut, & il y trouvera certainement de grandes leçons.

VIII. OBSERVATION.

Sur une Paffion légitime, mal-à-propos contrariée, & enfin trompée, fuivie de démence.

Une fille, âgée de plus de vingt ans, très-belle, très-fage & très-raifonnable, recherchée en mariage par un jeune homme de fon rang, de fa condition qui lui plaifoit fort, qui avoit le fuffrage de fon pere, mais qui n'avoit pas l'agrément de fa mere, l'archi-maîtreffe de la maifon, fut mife au couvent, malgré les repréfentations de toute la famille. La jeune perfonne, fûre du cœur de fon amant, & des difpofitions de fon pere, fupporta fa retraite avec patience & réfignation, perfuadée qu'avec le tems on viendroit à bout de vaincre la mere ; cependant le tems traînant en longueur, après avoir paffé deux ans fans murmurer, & fans apparence de fuccès, on commença à s'inquiéter, mais fans trouble, parce qu'on avoit encore un point de tranquillité, dans la perfpective d'en venir, fi on ne pouvoit pas faire mieux, à des foumiffions refpectueufes, lors de la majorité. Mais le pere mourut avant cette époque. Cette malheureufe fille fe voyant abandonnée au defpotifme de fa mere, tomba dangereufement malade. Sa convalefecnce, bien loin de fe raffermir avec le tems, dégénéra en langueur, fuivie d'une noire mélancholie, qui la conduifit à la démence. On la fit fortir alors

du couvent; mais en vain, le coup étoit porté.
Après avoir tenté inutilement tous les moyens
de la ramener à la raison, on fut obligé de
la mettre en lieu de sûreté, où elle mourut
quelques années après, dégradée & confumée
par toutes les horreurs des miferes de l'humanité, fi bien décrites par M. Tiffot.

REMARQUES.

Si l'on étoit le maître d'aimer, ou de
ne pas aimer, peut-être ferois-je moins
touché du fort de cette fille infortunée ;
mais comme l'amour eft un attribut de la
nature, & la plus noble des paffions, lorfqu'il eft bien dirigé, il faut que je m'arrête
un peu à confidérer la dureté, la cruauté,
la barbarie de cette mere, & de toutes celles
qui lui reffemblent, qui ne font pas auffi rares
qu'on le penfe. Un fille honnête & vertueufe
cefferoit de l'être, fi elle n'écoutoit pas la raifon, & fi elle ne favoit pas faire taire fon
cœur, lorfque cette raifon le commande. Mais
la confulte-t-on ? L'a-t-on confultée ici ? Il
paroît que c'eft le caprice de la mere qui a

été la loi fuprême. Voilà la grande fource de la perte & des malheurs de la plupart des jeunes perfonnes, de la honte des familles, des défordres de la fociété & de la corruption du fiecle. Le cœur d'une jeune perfonne fenfible s'enflamme aifément. Au lieu de lui parler raifon ; au lieu de lui montrer un objet plus digne de fon choix ; au lieu de lui faire voir fon erreur ; au lieu de lui en faire envifager les inconvéniens, on l'enferme dans un couvent. Dès-lors elle eft perdue fans reffource. La paffion s'irrite par la contrainte, la raifon perd tous fes droits, l'imagination ne s'occupe plus que des moyens de vaincre les obftacles. On triomphe ou on fuccombe, mais c'eft toujours pour fon malheur. Si on triomphe, il refte dans le cœur quelque chofe du levain qui en a changé les affections, qui fermente, & qui le difpofe à faire des écarts à la premiere occafion. Ce travail intérieur ne peut guere fe faire fans intéreffer les fonctions effentielles. La fanté doit donc y perdre autant que les mœurs.

Peres & meres, voilà le fujet le plus digne de vos méditations. Ne comptez pas fur les fecours de l'art quand le mal fera fait, il n'en a point pour réparer les outrages faits à la nature. Il faut le prévenir, & c'eft dans votre vigilance, dans votre prudence, dans votre fageffe, dans votre prévoyance, & fur-tout dans les foins dirigés par une tendreffe éclairée, que vous devez en chercher les moyens. Puiffent mes foibles efforts vous aider à remplir une tâche auffi difficile & auffi pénible.

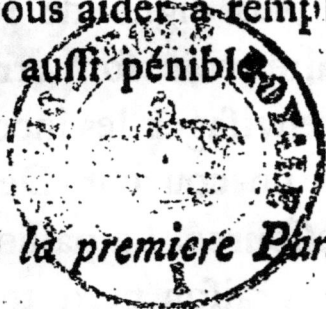

Fin de la premiere Partie.

TABLE
DES MATIERES
Contenues dans ce Volume.

Bb

munes aux Jeunes Gens de l'un & de l'autre sexe, des ravages qu'elles font à l'âge de Puberté, & des suites funestes qu'elles ont pour le reste de la vie. Page 300

Des Suites fâcheuses qu'occasionnent les mauvaises habitudes & les désordres de la Jeunesse, chez les Personnes du sexe en particulier. 346

Fin de la Table de la premiere Partie.

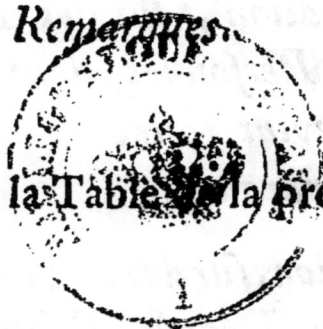

www.ingramcontent.com/pod-product-compliance
Lightning Source LLC
Chambersburg PA
CBHW061002220326
41599CB00023B/3796